燃烧吧！脂肪君

虎扑健身
明星版主

尹承昊◎著

尹承昊◎著

北京联合出版公司
Beijing United Publishing Co.,Ltd.

图书在版编目（CIP）数据

燃烧吧！脂肪君 / 尹承昊著. —北京：北京联合
出版公司，2016.9
ISBN 978 - 7 - 5502 - 8523 - 1

Ⅰ.①燃… Ⅱ.①尹… Ⅲ.①减肥 – 基本知识
Ⅳ.①R161

中国版本图书馆 CIP 数据核字（2016）第212303号

燃烧吧！脂肪君

项目策划 斯坦威图书
作　　者 尹承昊
责任编辑 刘京华　夏应鹏
特约编辑 李佳铌　简秋生
封面设计 异一设计

北京联合出版公司出版
（北京市西城区德外大街 83 号楼 9 层　100088）
小森印刷（北京）有限公司印刷　新华书店经销
210 千字　710 毫米×1000 毫米　1 / 16　15 印张
2016 年 9 月第 1 版　2016 年 9 月第 1 次印刷
ISBN 978 - 7 - 5502 - 8523 - 1
定价 : 59. 80 元

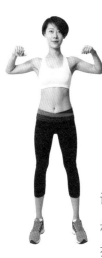

前 言 Preface

　　减肥是时下关注度极高的健康话题。肥胖问题侵袭着各个年龄层，无论男女都饱受其折磨。快速减掉身上多余的脂肪、获得健康性感的身材，是每个肥胖者梦寐以求的事情。目前，减肥方法种类繁多，但是太多的选择反而让人们在减肥塑身时无处下手。本书的出发点便是为众多受肥胖与身材困扰的健身爱好者指出一条最适合自己的瘦身路，使每个认真努力的人都能够获得健康，当然，还有令自己满意的身材！

　　我身边也有许多饱受肥胖困扰或希望身材更加完美的朋友，他们时常向我问起如何能够让自己变得更加美丽、健康，有的甚至直接希望我帮助他们制订具体的营养与训练方案。我告诉他们，这个世界上没有一种减肥塑身方法是适合所有人的；其只有理论意义上的对错，绝无真正的价值高低。比如每天轻量慢跑的训练方法，已经足够治愈一部分人群的肥胖问题，那么它便是有效的；虽然相比其余更加"先进"的训练法而言，它的名头没有那么响亮，但你依旧不能忽视它的价值。减肥最怕的并非没有恒心，而是找不到最适合自身的方法。不过，一些理论意义上有严重毒害性的减肥法，如依靠减肥药、绝食、催吐等，是要杜绝的；这也是本书的核心内容之一。我们追求在健康前提下做到"有效、快速、安全"地瘦身，而非介绍那些表面效果惊人，实则贻害无穷的哗众取宠方法。

　　我们的目标是希望每个读者都能够从书中发现最适合自己的减肥塑身法，在减掉多余脂肪的同时，塑造出一副美丽健康的身材。我们不仅要帮助你达到"瘦而美"的目的，更要使你瘦得"聪明"，瘦得"凹凸有致"！不要每天浪费大把的时间去看别人的减肥案例或塑身方法，翻开这本书，从现在开始你自己的变身计划吧！我们已经为你把路铺好，变身女神与男神，还是继续"屌丝之旅"，这一切全掌握在你自己的手中！

尹承昊

更多疑难解答、信息交流、健身运动常识，尽在作者微博与微信公共平台，敬请关注！

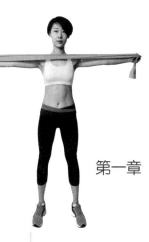

目 录 Contents

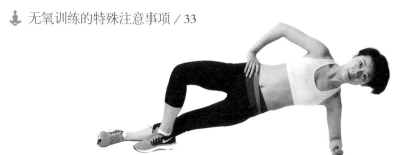

第三章 完美变身计划 / 37

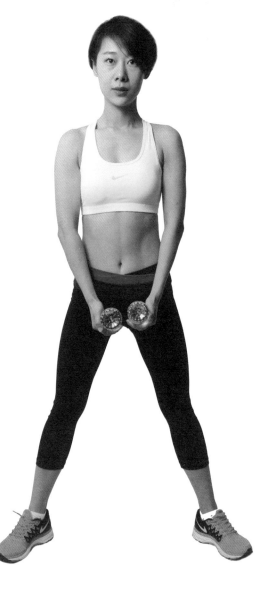

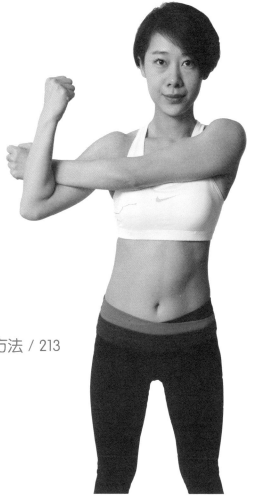

第一章　肥胖从何处来

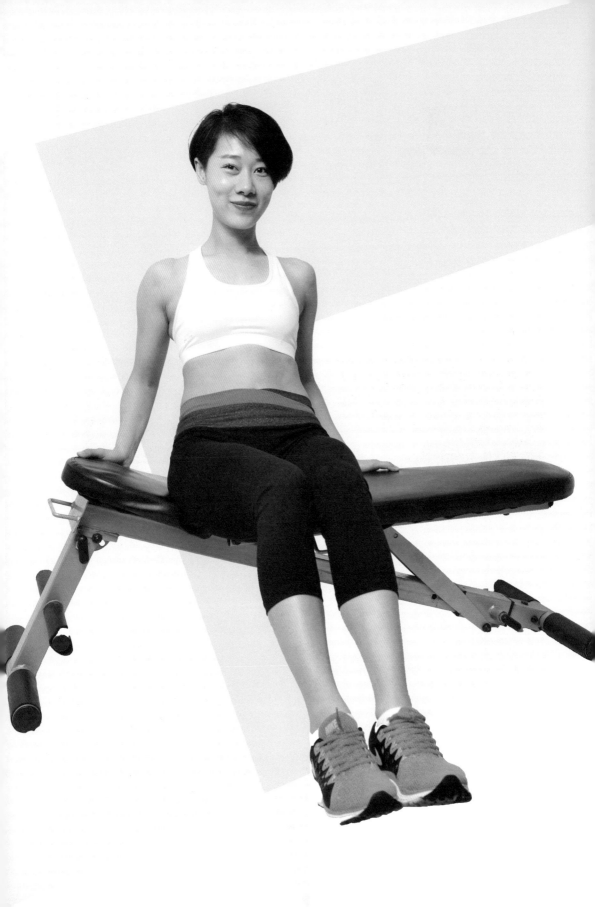

1. 关于减肥不得不知的八件事

肥胖，一种慢性代谢疾病，是摧毁完美体态的罪魁祸首。随着生活节奏的加快、工作压力的增加以及对饮食健康的误解，肥胖已经悄然走到每个人身边，特别是上班族与中老年人，更是肥胖最喜欢入侵的群体。

如果你不想自己的身体健康受影响，不想永远跟完美身材隔海相望，那么减肥便是一件刻不容缓的头等大事。虽然没有哪个"胖子"不知道减肥的重要性，但他们自身的肥胖问题却迟迟没有得到根治，这不仅与他们所使用的减肥方法有关，更与其自身对肥胖的由来缺乏认知有密切关联。因此，如果想更加快速地改善自己的身形，你首先必须清楚关于减肥不得不知的八件事。

A. "吃"是罪魁祸首

"吃"是人生一大乐事，但是这件事情如果做得过分、不够收敛，那么就会乐极生悲，出现肥胖这一人生惨事。"吃"导致肥胖的原因无外乎两点：一、吃得过多会导致热量摄入无法控制，如果没有配合足够大的运动量，那么便会出现脂肪堆积的情况；二、对于食物选择的不注意同样会使身材走样，这是完美身材的杀手，如含有盐分、糖分、油或者酱料较多的食物，都容易使你身材走样、脂肪大量堆积，进而诱发严重的肥胖问题。

B.　不动 = 肥胖

肥胖，顾名思义即脂肪过多，而控制饮食摄入的方法只能够使自身不再多增加脂肪，不可能减掉身体堆积过多的脂肪。所以，此时你唯一能做的便是运动，只有运动才可以减掉体内多余的脂肪。在进行锻炼时，你所仰仗的无外乎有氧训练与无氧训练两大方式。它们可以快速燃烧体内的脂肪，缓解肥胖问题。

C.　快速瘦身不等于极速瘦身

极速瘦身与快速瘦身的根本差别在于合理与否，后者仰仗的是健康的饮食以及合理训练法，而前者往往是通过绝食、药物等一些不健康的手段达到目的。后者虽然速度较慢，但针对性极高，对于减肥塑身有一定贡献；而前者不仅对身体健康有损，甚至会破坏人体的基础代谢。

D.　注意有氧训练量

有氧训练是减肥的基础，没有它就没有摧毁脂肪的能力。但是在这里请一定要注意有氧训练量，并非量越大、密度越频繁对减肥就越有帮助。请一定要根据自己的身体状况来做出合适的选择。

如果你的身形正常，脂肪只是在某几个脂肪较容易堆积的部位，如胸部、腹部、臀部等，那么只需安排一周两次的有氧训练即可，剩余大部分时间应当用来进行塑造身形的无氧训练。

如果你的身形稍胖，BMI 指数（身体质量指数，简称"体质指数"，又称"体重指数"，英文为 Body Mass Index，简称"BMI"。计算方式为体重公斤数除以身高米数的平方）在 24 ～ 30 之间，那么一周需安排三次有氧训练，并且一定要注意提高有氧训练量。

如果你属于严重肥胖，BMI 指数在 30 以上且全身各部位明显发胖，那么一周需安排 4 ～ 5 次的有氧训练，甚至可以把所有精力投入到有氧训练中。

E. 把握无氧训练姿势

有氧训练只能做到减少脂肪，却不可能完成塑身的终极目标，你必须依靠无氧训练的辅助。然而，后者绝非单纯的"举杠铃、做器械"这么简单，它对于训练者训练姿势的标准性有极其严格的要求。如果姿势不标准，那么不仅塑身任务无法完成，更会影响训练者的身体健康。

例如，许多训练者经常抱怨自己的腹肌训练迟迟不见效，这其中很重要的一个因素便是训练者对于训练动作姿势的把握不标准。不仅腹肌形状没有改善，有的人甚至还饱受腰部肌肉酸痛的影响。因为其在练习时使用的是腰部力量，而非正确的腹肌发力。

F. 减肥塑身是关键

你一定要明白一件事情，即训练的最终目标是达到减肥塑身。不仅要让体脂含量大幅度下降，更要使身形变得更加完美。千万不要只减脂、不塑身，这样极易走入盲目减肥，甚至极速减肥的误区。

在进行减肥塑身训练时，训练者一定要以有氧训练为根基，辅以针对性的无氧练习，以便摧毁局部脂肪较多部位的脂肪，达到塑身的目的。如果你每天的训练时间较少，那么可以采用分日训练的方法。如果你每天的训练时间较多，那么可以采用在一日内先进行无氧训练，再进行有氧练习的方法。前者相对适用范围更广，而后者的减肥塑身效果则更加明显。

G. 养成良好作息习惯

每天保持至少八小时的睡眠时间对于身体有极大裨益，早睡早起的良好作息习惯不仅有助健康，更能够帮助我们达到减肥塑身的目标。

据科学研究显示，睡眠不足会导致人体的基础代谢水平下降，进而使减肥变成无用功。此外，每天睡眠时间不固定也会影响每日锻炼时的表现。如果你的训练质量无法得到保证，那么塑造完美身材也就变成了一座"空中楼阁"。

H. 保持健康平稳心态

这一点与第三点紧密相连，平稳的心态有助于我们"快速、健康、有效地"进行减肥塑身。不要每天都关注体重秤上的数字变化，它并不能准确地表示肥胖程度，因其是受多种因素共同影响的。比如，早晨起床称量与午饭后称量的结果是截然不同的，它们都不具备代表性。我们更建议训练者每个周末的早晨进行一次称量，然后将几个星期的数据汇总，这样对比观察体重的变化才更具针对性。每日紧盯体重秤的做法不仅不利于减肥，甚至会让人对体重数字产生恐惧感，严重者容易诱发心理问题。

2. 避免局部肥胖的"窘"境

有很多肥胖人群，特别是一些有健身习惯的训练者，往往都有局部肥胖的现象出现。所谓局部肥胖，即全身各部位较为紧实，只有局部几个部位，如腹部、面部脂肪含量相对较高，皮肤松弛。这个问题十分普遍，如果不想走入"窘"境，你必须了解诱发局部肥胖的原因有哪些。

A. 饮食极度不系统

前文多次提及，饮食极度不系统是导致肥胖、身材走样的关键。然而在这里，其只能退居二线，因为如果你的针对性训练安排较多，只是饮食方面水平较差，那么局部肥胖现象只会出现在腹部或脸部，其余部位则不会陷入"窘"境。

B. 针对性运动较少

针对性运动较少是导致局部肥胖出现的最关键因素。这与脂肪堆积的特点密不可分，后者只会选择堆积在那些平时运动较少，特别是主动发力较少的部位，比如腹部、胸部、肱三头肌（大臂后侧）。因此，你必须清楚了解在生活中人体各部位主动发力的状况。

面部：在生活中面部是经常使用的部位，理应不会存积过多的脂肪。但是如果你的饮食习惯不健康，对食物种类或量的摄入不加控制，那么面部的局部肥胖现象会十分明显。

颈部：人的颈部是十分灵活的部位，相对来讲存积脂肪的能力较低。不过，在生活中同样有部分人，他们的颈部比较粗壮，导致这种现象的原因主要有两种：其一是高负荷的力量训练，其二则是不健康的饮食习惯。

肩部：肩部几乎是人体上肢最常用的部位，故不会出现局部肥胖现象，你更应当关注的是肩部的塑形练习。

手臂：手臂分为肱二头肌、肱三头肌、前臂肌群三个部位。其中前臂肌群会释放抓握的力量，肱二头肌可以起到牵拉的作用，因此，这两个部位不易出现局部肥胖。而肱三头肌在生活中的作用主要体现在推举物体上，后者出现的概率较低，所以相对较容易堆积一部分脂肪，这点在女性身上体现得尤为突出。

胸部：即使你已经有运动习惯，胸部单独发力的情况也非常少，更不用说那些没有什么力量训练习惯的女生，脂肪会优先堆积在胸部周围，产生严重的局部肥胖现象。

背部：这里我们所说的背部指的是上背部，而非下背部或者很多人习惯称呼的"腰部"。我们所有运用到上肢的动作会在一定程度上利用背部力量，其本身较难出现局部肥胖现象。

腰腹部：这里我们所说的腰腹部指的是腹上部、腹下部与两侧腰腹部。腹部是极易出现局部肥胖的部位，因为其不仅缺乏针对性的训练刺激，更容易受不健康的饮食影响。至于两侧腰腹部的局部肥胖问题，主要与相对应的训练方式较难掌握有关。

臀部：人体的所有行走、奔跑都离不开臀部，故臀部本是不应当出现局部脂肪堆积现象的。但是，对于很多学生与上班族而言，久坐是他们的生活特点之一，这便导致了臀部极易出现局部脂肪堆积。

大腿：久坐极易导致大腿出现局部脂肪堆积。注意，大腿相对臀部而言更易堆积脂肪，因为臀部是人体走路所依赖的主要部位，大腿则只在下蹲、弹跳等动作中占据核心位置。而这些动作往往是很多普通人，特别是女性极少在生活中使用的，故更容易产生局部脂肪堆积现象。

小腿：所谓的"女生越爱穿高跟鞋，小腿越容易变精瘦"的观点是不成立的。虽然由于高跟鞋的缘故，女生的小腿会长期处于紧张受力中，但是这并不意味着小腿受到了一定量的刺激，更不代表着脂肪不会在这个区域内堆积。

3. 突破局部肥胖的束缚

我们必须根据形成局部肥胖的原因进行分析，才能够得出针对性的正确方法，帮助自己突破局部肥胖的束缚。这里，我们应当主要从三个方面入手：

A. 增肌减脂同时进行

这是一个令很多健身者长久以来都嗤之以鼻的训练观念，在他们看来增肌减脂是不可能同时进行的，二者必须有先有后，绝不可能同时有所收获。

然而，增肌减脂同时进行在实际操作中却是可行的，你可以通过针对性的运动计划与合理饮食在短时间内改善肌肉质量，减少脂肪堆积，达到身形的华丽蜕变。许多健身者之所以认为这是不可能的，主要与这种方法所要求的较高的训练水准与极精密的训练计划制订有关。在训练能力方面，你可以通过循序渐进的练习方式逐渐提高自己的水平。至于训练计划的制订，这点则交由我们为你打理。

B. 针对性运动与合理饮食双拳出击

与避免内脏脂肪过多堆积时更加关注饮食水平不同，在治理局部肥胖问题时，我们只有将运动与饮食同时摆在核心位置，才可以获得真正的完美蜕变。

当局部肥胖出现时一定不能忘记无氧练习的重要性，因为后者可以使肥胖区域的肌肉受到高强度的孤立刺激，所以相比有氧练习更具有针对性，对于改善局部肥胖的效果更好。

C.　提高基础代谢率

基础代谢率是指人体在清醒且安静状态下，不受活动、温度、食物及心理精神等影响时的能量代谢率。提高基础代谢率是减肥塑身的好方法，你的代谢水平越高，自身受热量摄入所诱发肥胖的概率也就越小。例如对于基础代谢率较低的人而言，稍微摄入一点热量便会有诱发肥胖的可能性，出现所谓的"喝点凉水都发胖"现象。但是，如果你的基础代谢率较高，那么即使吃较多高热量的食物也不会有太大的发胖风险。

在提高基础代谢率的众多方法中，除健康饮食与高强度运动外，有五种方法较为简单高效，坚持使用对于减肥塑身有着一定的帮助。

第一，你必须确保一定的热量摄入，如果采取极低热量这样的极端饮食方式，那么会极大程度降低身体的代谢能力。

第二，一定要把握早餐的搭配，如果在早餐时采用随意的饮食方式，甚至不吃早餐，那么身体的代谢速度会显著下降。

第三，爱吃辣椒的饮食习惯可以暂时刺激身体，释放更多的荷尔蒙，从而加速新陈代谢，提高燃烧热量的能力。并且，辣椒具备一定的饱腹感，可以从一定程度上避免暴饮暴食的出现。

第四，人体的性激素分泌水平同样影响着基础代谢能力。随着年龄的增加，人体的性激素分泌逐渐减少，这也是许多人在步入中年后身体出现发福现象的原因之一。

最后，一定要养成良好的睡眠习惯，不仅要保证每天睡够八小时，更要确保每天尽可能在同一时间入睡，做到真正的"早睡早起"。睡眠不仅能让人体的代谢率降低 10% ～ 15%，而且能帮助器官进行休息排毒。如果你有赖床习惯或睡得太少，那么不仅容易导致身体发胖，更会影响身体健康。

4. 减肥塑身的常见误区

前文提及，减肥塑身需要进行针对性的运动与合理的饮食，并且要养成良好的生活习惯。这样一来，相对需要注意的事情便较多，陷阱误区也到处皆是，稍不留意便会有泥足深陷的风险。这里我们列举八个减肥塑身过程中常见的误区，读者们可以根据自己的特点对号入座，如有相似情况应当及时找寻正确的解决方法。

A. BMI 指数关注的是体重而非脂肪

误区： BMI 指数本身的名称就是体重指数，有很多人将它扩大到肥胖的范围，这是有一定局限性的。我们从计算公式上便不难发现，BMI 指数检测的是体重与身高间的关系，并非脂肪与肌肉的关系。许多健身爱好者笼统地认为 BMI 指数越高，身体内的脂肪含量越多，这种观点是明显错误的。例如顶级的大级别健美运动员，虽然其体重较重，但脂肪含量极少，不能笼统地以 BMI 指数的大小进行判断。

对策：检测具体的身体体脂率才是判断是否肥胖的代表性方法之一。

B.　咖啡并不有助于脂肪燃烧

误区：部分健身爱好者认为咖啡中所含有的咖啡因能提高人体消耗热量的速率，加速脂肪分解，甚至提高新陈代谢率。并且，咖啡能够促进消化、改善便秘，故对于体重的减轻也有一定帮助。不过，法国专家的研究结果表明，咖啡因可以在一定程度上加速糖分吸收，但若说咖啡可以燃烧脂肪是没有根据的。

对策：可以选择脱咖啡因咖啡，它含有一定的绿原酸，可以延缓脂肪的吸收，并在一定程度上促进脂肪燃烧，达到减脂减重的目的。

C.　区分减肥与减重

误区：部分健身爱好者片面地认为体重＝脂肪，进而得出减肥就是减重的结论，这是十分错误的。许多肥胖患者，特别是女性喜欢将体重的减轻当作健康的标准，采用一些极端手段在短期内强迫自己减重。这种杀鸡取卵的方法是没有任何可取之处的，因为你所减掉的体重多为人体所必需的物质，如肌肉或水分。而真正的罪魁祸首——脂肪却没有得到明显的改善。换句话讲，只有体重的减轻是以大量脂肪燃烧为前提时，减肥与减重才具备相似性，否则便会是截然相反的两种结果。

对策：以减肥，即减脂肪为训练目标，关注自身体脂率的变化应多于体重变化。可以允许在脂肪大量燃烧的前提下，体重只出现轻微降低甚至无明显变化的情况。这往往意味着肌肉也在某种程度上得到了改善。

D. 减脂塑形必须确保蛋白质摄入

误区：部分健身爱好者，特别是女性认为在减肥期间要杜绝蛋白质的摄入，她们认为这些是长胖的根源。然而，真正导致人体肥胖现象产生的原因是过高热量与脂肪的摄入，与蛋白质毫无关联。后者的产热能力并不高，且为人体所必需的营养物质，是进行运动锻炼的必备能源。如果你的蛋白质摄入匮乏，那么不仅无法塑造出好的身材，更会影响生理健康。不要再迷信"减肥就不能吃肉"的谎言，相比面条等高热量主食而言，优质肉、蛋、奶所带来的肥胖概率要小得多。

对策：选择高蛋白、低脂肪且易吸收的食物作为减脂塑形期间的主要蛋白质摄入来源。并且需注意，支链氨基酸含量较高的食物应当被优先纳入到每日食谱中。

E. 一日多餐是关键

误区：部分健身爱好者认为多餐容易导致过量饮食的出现。这里我们并不否认这种可能性的存在，但是一日多餐却是减肥塑身在饮食方面最关键的地方。所谓的多餐并非是无限制摄入食物，而是在原本固定的摄入量基础上，由原本的"三顿正餐"改为"三顿正餐＋两顿加餐"的方式。如此一来，每顿所摄入的量大大降低，腹部便不容易堆积过多的脂肪。

对策：建议采用"三顿正餐＋两顿加餐"的一日多餐饮食法，分别在上午10点左右与下午运动训练后进行一次加餐，尽可能选择方便易携带、可快速补充能量的食物，如淡奶酪、水果等。须注意，如果采取两次加餐的方法，那么正餐时便需相应减少热量摄入，否则腹部的脂肪堆积便无法得到根治。

F. 间歇性禁食并不能减肥

误区：间歇性禁食是当下有关减脂的潮流方法，其号称不仅可以加速脂肪燃烧，更能够帮助训练者增加肌肉。所谓间歇性禁食，即在 12 ～ 16 个小时的时间内不摄入任何食物，以达到增肌减脂同时进行的目的。然而，如果你仔细分析，便会发现这种方法很荒唐。首先，在减脂方面，间歇性禁食之所以可以加快脂肪燃烧，主要是通过绝食的方法达到的。其次，倡导间歇性禁食的人认为只要在训练时摄入 10 克左右的支链氨基酸，便会起到增加肌肉的结果。事实上，科学研究结果表明，如果你的体内没有足够的碳水化合物，那么摄入再多的支链氨基酸也无法保证人体正常的蛋白质合成，所谓的增肌更是不可能出现。间歇性禁食在短期内的确会带来体脂的下降，但长远来看，这只能让你变得平庸，永远无法让你真正健康性感。

对策：你更应当通过针对性的运动方案与饮食计划来达成增肌减脂的目的，尽管这种方法看似较为慢速，但实际上相比间歇性禁食而言则更加高效。没有哪个专业运动员是通过间歇性禁食这种方法练就一身本领的。

G. 越绝食，越发胖

误区：我们前面所说的合理饮食绝非绝食，前者会帮助我们快速燃烧脂肪，而后者却会导致越来越胖。可能很多健身爱好者都不理解，绝食为什么还会导致发胖呢？这与绝食，即极低热量饮食法所导致的基础代谢率降低有直接关系。虽然绝食可以在短期内减轻你的体重，甚至减少一部分脂肪，但是却无法长期保持，否则你的身体健康便会出现严重危害，甚至危及生命。此时如果你恢复到之前正常的热量摄入，由于基础代谢率已经降低，快速反弹发胖的现象便无法避免。更何况当你无法继续绝食时，身体的饥饿感会使你在短期内出现暴饮暴食的现象。并且由于长时间绝食的缘故，身体的消化吸收能力明显下降，所以"越绝食，越发胖"也就不难理解了。

对策：所谓低热量并非是绝食，而是要让消耗热量大于摄入热量，这才是真正的减肥塑身正道。绝食不仅会导致发胖、减肥不断反弹，更会引发严重的生理疾病。

H. 围度越大并不代表局部肥胖越严重

误区：部分健身爱好者认为如果不考虑肌肉质量，那么围度越大，就意味着局部肥胖现象越严重，进而得出围度变小是局部肥胖得到根治的表现。这种观点是有着明显认识误区的，首先你要明白虽然肌肉与脂肪是决定人体某一部位围度大小的因素之一，但并非全部，你必须要考虑到相应的骨骼大小。此外，局部肥胖指的是局部区域的脂肪多少，并非是单纯的围度大小。比如很多女生在进行减脂时，希望快速瘦小腿，她们采取的方法就是只关注小腿围度，忽略其脂肪多少的错误方案。如此一来，虽然围度有所减小，但是小腿却依旧松弛，无法获得真正的"美腿"。

策略：通过针对性的力量训练刺激局部区域的脂肪燃烧，万不可只采用控制饮食的方法，那对塑造身形无明显帮助。例如进行腹部局部减脂时，若你只采用控制饮食、不进行针对性力量训练的措施，那么腹部虽然会"变干"，甚至显露一定的腹肌轮廓，但终究无法形成完美的"巧克力腹肌"，缺乏性感美。

第二章　跟肥胖说再见

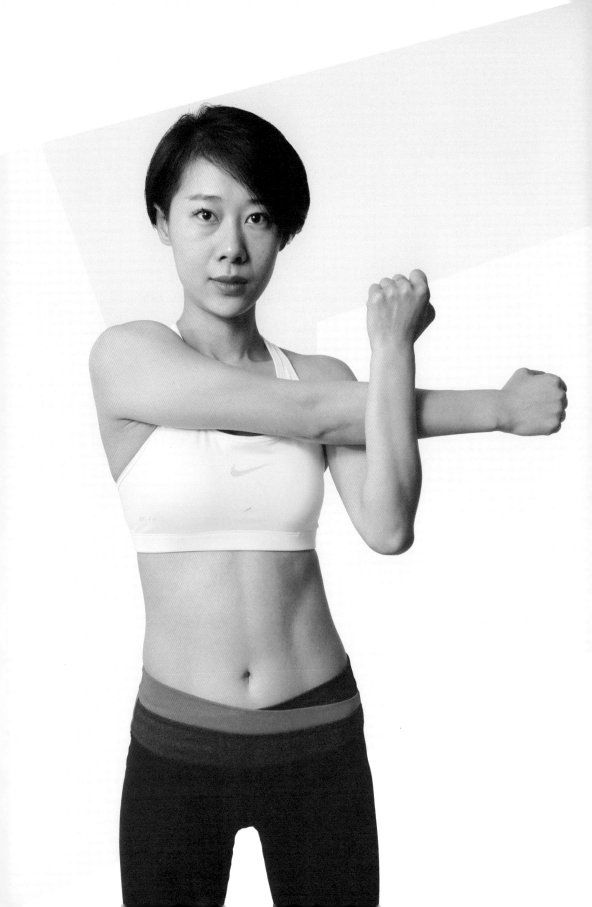

1. 减肥塑身训练基础法则

如果你已经受够了脂肪过多所带来的苦恼，如果你已经厌倦了身材走样所引来的异样目光，如果你真的已经做好准备进行彻底蜕变，那么是时候与肥胖说再见了！从这一章开始，我们将针对全身各部位肥胖形成的原因进行详细分析，找寻科学有效的减肥塑身方法。

如果你想尽快减掉脂肪、塑造完美身材，那么必须清楚了解减肥塑身的基础训练法则，选取什么样的训练动作、如何制订快速有效的训练计划、怎样判断训练质量等都是十分重要的。

A. 每次训练时间不超过 40 分钟

部分严重肥胖的训练者自身体能状况极差，很难坚持长时间的高强度训练。并且，一旦训练时间被拉长，所带来的受伤隐患便会被无限放大。我们建议训练者将时间控制在 40 分钟以内，最好是 20 ～ 30 分钟。这样不仅训练效率极高，更会极大程度上避免伤病的侵袭。

B. 每次选取动作不超过 10 种

如果你的目标是全身性减脂，那么只采用一些有氧训练以及复合程度较高的力量训练动作即可。如果你的目标是局部减脂，那么 10 种力量训练动作也足以帮助你达到塑形的心愿。动作选取种类较多会导致训练量猛增，既不利于训练者的身体恢复，对局部塑形也无明显帮助。

C. 训练计划周期不超过 4 周

不要设定过长周期的训练计划，否则不利于实现快速减脂塑身的目标。如果你的训练周期过长，那么对于训练者自身的要求也较多。你必须保证这份训练计划是有效的，否则你不仅无法达成目标，更浪费了大量的时间；同样，你必须保证在较长的时间内身体不会出现任何异样，且工作与生活不会对训练造成根本性的影响，否则减脂塑身训练便同样没有任何意义。

D. 局部肌肉产生充血感

当你的目标设定为摧毁局部肥胖时，相应锻炼部位肌肉所产生的充血感便成为判断训练水平高低的主要依据。许多健身爱好者喜欢拿局部肌肉的酸痛感作为检验训练成果的标准，这实际上是错误的。肌肉是否酸痛主要与训练量、训练者自身的恢复能力有关，而只有训练动作精确才可以带来肌肉的充血感。

E. 不要过多依赖器械辅助

不是每个人都有充足的时间去健身房进行锻炼的，这便意味着如果减脂塑形的计划过多依赖器械或健身房条件，那么这种方法的实用性相对较低，无法推广面向大众。我们更加希望你的训练条件不受限制，可以随时随地进行锻炼，或者仅依靠几个简单的、方便随身携带的小器械。部分健身爱好者认为这样一来增肌减脂的效果可能会受到影响，事实上只要方法与计划选择到位，那么除见效速度稍慢外，无器械的训练方法与健身房训练计划的效果相差并不多。

F. 每日傍晚训练

傍晚，特别是晚上 6 点左右是多数人一日中最兴奋的时间段，所以此时进行减脂塑身的训练会带来最佳效果。不过，由于生活与工作的制约，或每个人具体的兴奋时间段不同，我们可以对训练时间做出适当更改。但切记不要在早晨醒来后两个小时内，或晚上睡前两个小时内进行训练，这样对于减脂塑身没有什么明显帮助。

G. 空腹训练效果更佳

如果你吃得很饱，甚至严重到无法完全消化的地步，那么这显然不是最佳的训练状态。你的内脏器官承受着极大的压力，此时进行高强度训练不仅没有积极效果，反而会损害身体健康。我们建议训练者保持空腹状态进行训练，即确保在正餐后两小时或摄入肉类至少一个小时后再开始训练，这样才会帮助你进入最佳训练状态。

H. 有氧与无氧训练相结合

这是我们训练计划与训练动作最核心的部分，有氧训练能够快速攻击脂肪，无氧训练则能打造完美身材。这个道理几乎只要翻翻普通的训练书籍便会明白，但是你真的清楚什么是有氧训练和无氧训练吗？它们有什么不同、主要训练方法有哪些、在练习时又有什么需要注意的地方呢？这些我们将在本章剩余部分进行详细的分析与介绍。

2. 有氧训练——快速瘦身的良师益友

真正的有氧训练是什么

有氧训练指人体在氧气充分供应的情况下所进行的练习方式，判断一种训练是否属于有氧练习，需要同时满足以下三种条件：

A. 持续运动时间在 15 ～ 20 分钟以上

注意，我们所说的是持续运动，而非单纯的运动。这就意味着你必须要一直连续不断地进行练习，故几乎所有的力量训练都不属于有氧训练的范畴。其次，要保持 15 ～ 20 分钟以上的时间，否则堆积的脂肪无法得到一定程度的消耗。

注 意

动感单车不能算作有氧练习

尽管一般的动感单车课都在一小时左右，且全身超过 70% 的肌肉参与到训练中，但这并不能断定它就是真正意义上的有氧练习。因为几乎所有的动感单车课都有一个共同的特点，即训练强度过高，致使训练者的心率远远超过最大心率的 75% ～ 85%，甚至在难度最高的时间段会让训练者出现抑制呼吸、心率达到最大的现象。虽然动感单车会让你大量流汗，但这并不代表其可以做到真正意义上的减肥。此外，由于动感单车是固定的训练器材，容易严重磨损训练者的膝盖，长此以往对关节健康没有任何好处。

B. 运动心率要保持在最大心率的 75% ~ 85% 之间

一定要保持至少中等以上的训练强度，这意味着几乎没有什么强度的散步不能算作有氧训练，其所起到的减肥效果也较低。

注·意

跳绳不能算作有氧练习

尽管跳绳练习不会出现极高的训练强度，且身体大部分肌肉参与到训练中，但这并不能断定它就是真正意义上的有氧练习。因为你很难保证持续运动 15 ~ 20 分钟，中间总会有多次的磕绊、停顿，如此一来，便会使你的呼吸节奏被打乱，影响有氧练习效果。退一步讲，即使你可以保证足够的持续运动时间，你的膝关节与踝关节也无法承受长时间的连续跳跃冲击，后者对身体健康是十分有危害的。

C. 全身 70% 的肌肉参与到训练中

这意味着你必须采用那些几乎全身各部位都参加的运动，否则它便不是真正的有氧训练，无法达到快速瘦身的目的。

注·意

游泳的最佳燃脂方法

从我们上述列举的有氧练习的三大特点看，游泳是真正意义上的有氧训练方式。但是，请你一定要注意游泳训练的方式，切不可出现游一个来回歇一会儿再进行训练这种断断续续的练习方式。如此一来，便不是真正意义上的有氧训练，而是近似于无氧练习，自然无法达到最佳的燃脂效果。

⚓ 有氧训练的特殊注意事项

在进行有氧训练时，请你一定要注意以下几个问题，否则原本用来摧毁脂肪的训练方式便会调转矛头，摧毁你的身体健康。

A.　注意训练前能量补充

有氧训练与无氧训练不同，前者会消耗训练者极大的能量。所以，如果在有氧练习开始前，你体内的能量已经被严重消耗，那么便必须进行一定的能量补充。否则，在高强度、持续时间较长的有氧训练过程中，便会出现训练乏力，甚至头晕眼花的状况。

B.　注意训练后能量补充

部分健身爱好者认为训练后补充能量会让体内的脂肪含量增加，然而这种做法不仅不会增加脂肪，反而有助于减肥瘦身。首先，训练后及时补充能量可以帮助我们的身体尽快恢复，这是十分重要的。其次，训练后补充能量还可以在一定程度上分担正餐时的热量摄入，避免暴饮暴食所带来的腹部肥胖现象。

C.　注意训练时身体健康

当我们进行有氧训练，如跑步这样硬阻力的训练方式时，一定要注意下肢关节的健康。所以，我们更建议训练者使用类似游泳或椭圆机这样软阻力的训练方式，相对会使关节更健康。此外，我们不建议训练者为了保护身体健康，在有氧练习时使用护膝或护踝等护具，这样容易限制身体的运动范围，不仅不利于减肥塑身，甚至在一定程度上有可能危害身体健康。

D. 注意与无氧训练结合

如果你要在一天内进行有氧训练与无氧训练，那么一定要注意将有氧训练放在无氧训练后。如此一来，不仅对关节、肌肉与韧带健康有益，而且可以促进减肥塑身的进行。

E. 注意单一训练动作

有氧训练不同于无氧训练，安排较多的训练动作很可能会适得其反，容易使身体陷入漫长的恢复中，进而影响减肥塑身效果。我们建议训练者每次进行有氧训练时只采取一种方式即可。越单一，针对性越强，且训练难度越低，更加适合广大体能基础不同的肥胖人群。

F. 不要刻意使自己出汗

部分健身爱好者喜欢出汗的感觉，他们认为出汗是脂肪燃烧的表现。事实上，出汗的原因有许多，能通过运动带来出汗现象自然最好，如果没有也无须强求。有些人喜欢通过药物或穿厚衣服的方式强迫自身排汗，然而这种假象并不能真正代表训练的高效。

⚓ 快速有效的减肥妙招

这里我们为大家介绍四种绝佳的有氧训练方式，它们都可以快速有效地摧毁体内的多余脂肪。不过，这四种方式并非完美无缺的，其各自都有一定的局限性，需要每个训练者了然于胸。

A. 跑步

❀ **方法**

这里我们主要采用循序渐进的方法进行跑步练习，从而获得优秀的减脂塑身效果。不要一开始就采取极高强度的训练方式，那样会使一些肥胖严重、体能基础较薄弱的训练者出现不适反应。具体训练方法可参见如下：

- 第一周：较长距离慢跑，如 3000 ～ 5000 米。
- 第二周：较长距离快速跑，相比第一周时需明显提速。
- 第三周：多组中等距离快速跑，如 1500 ～ 3000 米。
- 第四周：多组中短距离快速跑，如 400 ～ 1500 米。

这种循序渐进的训练方法可以帮助肥胖较严重的训练者快速提高体能水平，为减脂塑身提供必需的训练能力。

❀ **价值**

没有任何一个身体健康的人不会跑步，单凭这点，跑步便成为适用范围最广的有氧训练方式。

此外，跑步几乎不受任何训练环境限制，无论出差与否，你都可以在某个城市的大街小巷尽情奔跑。

❀ **局限性**

- 如果空气污染较严重，那么进行跑步练习对身体是有害处的。
- 跑步会有较大可能性扭伤踝关节，不利于减肥塑身效果。

- 天气极度寒冷或极度炎热时都不适合进行跑步练习,其受温度限制较明显。

- 雨雪路滑的环境同样会制约跑步练习。

❖ 变通方法

- 可以在背包内放重物,进行负重奔跑练习。

- 尽量不要使用跑步机,其因设计缘故容易产生"假象奔跑"现象,且一旦出现伤病,后果相比自由奔跑时要严重得多。

B. 游泳

❖ 方法

这里我们主要采用循序渐进的方法进行游泳练习,从而获得优秀的减脂塑身效果。不要一开始就采取极高强度的训练方式,那样会使一些肥胖严重、体能基础较薄弱的训练者出现不适反应。具体训练方法可参见如下:

- 第一周:短距离慢速游泳,如 300 ～ 600 米。

- 第二周:短距离快速游泳,相比第一周时需明显提速。

- 第三周:多组中距离快速游泳,如 600 ～ 800 米。

- 第四周:较长距离中速游泳,如 1500 ～ 3000 米。

这种循序渐进的训练方法可以帮助肥胖较严重的训练者快速提高体能水平,为减脂塑身提供必需的训练能力。

❈ 价值

- 相比跑步而言，游泳对于关节的保护更加明显。

- 人体在水中摄入氧气的难度远超于跑步练习，对于燃烧脂肪效果更好。

- 只要有游泳池，那么你便不会受到任何环境场地制约。

- 游泳在一定程度上可以放松肌肉，有助于缓解无氧训练所带来的肌肉酸痛。

❈ 局限性

- 不是所有人都会游泳，更何况需要进行高强度的游泳训练，才能达到减肥塑身的目标。

- 部分泳池长度过短，甚至不足 10 米，如此训练并不利于减肥塑身。

- 游泳训练欠缺实用性，你必须寻找到一个泳池才可，相比跑步而言受限制较明显。

❈ 变通方法

- 如果你不太会游泳，一开始可以使用漂浮辅助工具进行练习，不过效果相对要差不少。

- 可以使用脚蹼等辅助工具，不过需注意加长训练距离并且提高训练强度。

C. 椭圆机

❈ 方法

这里我们可以采用模式训练法或循序渐进法。所谓模式训练法，即通过椭圆机上的不同训练模式，如有氧模式、减肥模式、山地模式等进行练习，这需要一定的体能作为训练基础。而循序渐进法则与前面所提到的两种训练方式类似，具体方法可参照如下：

- 第一周：长时间中低强度训练，时间在 40 ～ 60 分钟。
- 第二周：短时间中高强度训练，时间在 15 ～ 30 分钟。
- 第三周：长时间中等强度训练，时间在 40 ～ 60 分钟。
- 第四周：中等时间高强度训练，时间在 20 ～ 40 分钟。

✤ 价值

- 椭圆机属于软抗力，对于下肢关节保护较好。
- 椭圆机对于下肢脂肪消耗远高于跑步与游泳练习。
- 椭圆机训练不受气温、天气的影响。

✤ 局限性

- 必须拥有椭圆机才可训练，这意味着你必须走进健身房。
- 椭圆机练习时身体惯性较大，稍不留神便会诱发严重后果。
- 椭圆机尺寸大小较统一，并不适合所有身材的训练者。

✤ 变通方法

如果你担心椭圆机的不方便性，那么可以使用第四种方式，即自行车练习进行替代。

D. 自行车

❀ **方法**

这里我们主要采用循序渐进的方法进行自行车练习，从而获得优秀的减脂塑身效果。不要一开始就采取极高强度的训练方式，那样会使一些肥胖严重、体能基础较薄弱的训练者出现不适反应。具体训练方法可参见如下：

- 第一周：长时间中低强度训练，时间在 30 ～ 40 分钟。
- 第二周：中短时间中高强度训练，时间在 15 ～ 30 分钟。
- 第三周：长时间中等强度训练，时间在 30 ～ 40 分钟。
- 第四周：中等时间高强度训练，时间在 20 ～ 30 分钟。

❀ **价值**

- 真正的自行车属于软抗力，相比动感单车更加安全，效果更好。
- 自行车训练所带来的乐趣远超过之前三种训练方式。
- 自行车对于下肢脂肪消耗远高于跑步与游泳练习，且不像椭圆机那样依赖特殊的器械。

❀ **局限性**

- 如果你身处外地，那么这种训练方式就必须中断。
- 自行车练习时需要面对复杂的路面与路况，并非十分安全。

❀ **变通方法**

- 不要使用较大幅度上坡骑行或下坡骑行的方法，那样会使关节受到损伤。
- 不要因为身处外地就使用动感单车，后者与真正的自行车练习有明显差别。

3. 无氧训练——完美身材的必备武器

真正的无氧训练是什么

无氧训练指的是肌肉在缺氧状态下所进行的高强度练习方式，判断一种训练是否属于无氧练习，需要同时满足以下三种条件：

A. 训练时间极短

因为无氧训练的特点是肌肉在缺氧状态下进行练习，所以自然无法持续很长时间。一般来讲，每种无氧训练动作所持续的时间从几秒到几十秒不等，最长也不会超过两分钟。如果时间大于两分钟且不满足有氧训练的最低时间要求，那么，训练方式则属于介于有氧与无氧间的特殊类型，其可操作性相对较低，不利于大部分训练者采用。

注 意

改善身材不意味着肌肉块增长

许多健身爱好者，特别是女性认为进行无氧练习或肌肉练习会使肌肉体积明显增长，如胳膊变粗、小腿围度增大等。这种观念并非是绝对错误的，但无氧训练绝非只有使肌肉体积变大这一种功效，改善肌肉分离度、完善身材都离不开无氧训练的贡献。只要你不使用过大重量的负荷进行练习，并且严格控制热量的摄入，那么你的身材只会变得更加精细，而不会成为令你恐惧的"肌肉女"。

B. 训练强度较高

相比有氧练习而言，无氧训练往往使用一定的负荷或者训练难度较高。比如有的练习需要使用杠铃、哑铃或弹力带，甚至采用极限力量或爆发力进行训练。比如，有的练习可以针对局部肌肉进行孤立刺激，相对难度较高，这些都是无氧练习所独具的特点。

注 意

哑铃与杠铃训练见效更快

虽然哑铃与杠铃不是十分方便，无法随身携带，但是你不能忽略它们的价值，特别是在减脂塑形这一问题上，其对于新手的帮助无可估量。如果你没有去健身房的条件，但自身又希望快速获得身材的蜕变，那么使用几个轻重量的小哑铃进行入门练习是十分有价值的。至于杠铃，虽然效果很棒，但用在减脂塑形上未免显得大材小用。

弹力带效果更佳

弹力带可以提供多种不同的负荷选择，并且十分方便携带。可以说它是哑铃与徒手练习的结合，既有前者的见效速度，又拥有后者极强的适用范围，是我们减脂塑身所十分仰仗的训练利器之一。不过，我们也要承认弹力带的局限性，它并非是十全十美的。如果你属于完全意义上的"健身菜鸟"，那么因为弹力带自身在收缩阶段时的快速缩小，容易导致训练者的肌肉、关节或韧带受损，安全系数相对较低。不过，我们可以通过针对性的训练计划来纠正此局限性，它并非如徒手练习见效速度较慢一样存在不可调和性。

C. 氧气摄入极低

由于训练速度较快、力量极大，所以人体内的糖分没有足够的时间经过氧气分解，只能依靠"无氧功能"支撑训练。相比有氧训练时燃烧脂肪为身体供能，无氧训练与之有一定区别，这种方法容易产生过多的乳酸，导致训练者呼吸急促、心跳加快。正因如此，无氧训练相比有氧训练可以更好地带来身材的变化，完善肌肉形态。

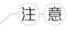

注 意

徒手练习同样可以完成蜕变

几乎所有肥胖者都有缺乏运动的表现，而这其中的原因大部分离不开"没有足够的运动时间"，归根结底还是"懒"的缘故。许多训练者认为要想获得好身材就必须进入健身房，挥汗如雨进行高强度练习。事实上，如果你的目标是单纯的减脂塑形，那么，不使用多余器械的辅助同样可以让你完成蜕变。不过，这种方法相对来讲见效速度较慢，是每个健身爱好者所不可避免的。

⚓ 无氧训练的特殊注意事项

在进行无氧训练时，请你一定要注意以下几个方面，否则原本用来塑造身形的训练方式便会调转矛头，摧毁你的身体健康。

A. 注意训练前身体消化情况

与在有氧训练前我们建议大家补充一点能量不同，无氧训练前请尽量确保身体已将食物完全消化，最好保证空腹状态。否则当你使用高难度或一定负荷进行练习时，容易引发身体的不适反应。

B.　注意训练后补充蛋白质

无氧训练会极大程度地刺激肌肉，补充蛋白质可以帮助我们更快达成减脂塑形的夙愿。在训练结束后，人体对蛋白质的需求达到巅峰，这里我们建议健身爱好者可以补充鸡蛋等方便易携带的高蛋白食物，或蛋白粉等蛋白质运动补剂。唯一需要注意的是，补充蛋白质的时间最好放在训练结束20 分钟以后，而不要在训练结束后立即服用，这样更加有益于身体健康。

C.　注意放慢训练速度

无氧训练的速度有多种，如爆发力训练时的快速度、大重量训练时的中等速度以及孤立训练时的慢速度。因为健身爱好者的目标为减脂塑形且普遍训练底子较薄弱，所以没有必要采用快速的爆发力训练。理想的训练方式是以较慢的孤立训练为核心，辅以少量中等速度的大重量训练。

D.　注意训练时身体健康

相比有氧练习而言，无氧训练因为难度与负荷的缘故，更容易使身体出现较严重的伤病。特别是大部分肥胖者训练底子极为薄弱，刚开始接触无氧训练极易受人误导，采取错误的训练姿势"自残"身体，所以必备的护具，如护腕、护膝、护踝等必不可少。适当使用它们，可以在一定程度上防止关节扭伤，给训练者的身体健康加上一道安全锁。

E.　注意劳逸结合

无氧训练极易引发身体疲劳，这不仅体现在肌肉上，更表现在心理与精神上。你不能连续几天对同一部位进行高强度的刺激，否则不仅无法达成减脂塑形的目标，更会使身体健康严重受损，如肌肉拉伤或彻底丧失训练动力等。在一个星期内，请至少让身体休息一天，多的可以休息 2 ～ 3 天，如此一来，才会使身材快速地完成蜕变。

F.　注意分组练习

与有氧训练时采用单一动作且组数较少不同，无氧训练时我们要采取多个动作，并且要给予相应动作较多的组数进行练习，这样才可以使身体局部形状得到改善，特别是在使用徒手练习方式时，这种方法可以在一定程度上弥补训练强度的不足。

G.　注意保持兴奋性

无氧训练需要使用一定的负荷，并且训练难度相比有氧训练高出不少。故此时一定要保持足够的兴奋性，否则便会极大程度影响训练质量，严重的还会引发身体健康问题。在影响兴奋性的众多因素中，睡眠是影响较大且较普遍的。许多健身爱好者喜欢在训练前睡一觉，殊不知这样会使自己的兴奋性大幅度降低。如果短时间内要开始训练，那么你根本无法在正式训练时重新打起精神。因此，如果你热爱晨练，那么请一定要在起床 1 ～ 2 小时后再开始练习。

H.　注意划分区域进行训练

在进行无氧训练时请一定要注意划分区域进行训练，我们希望的是可以在不耽误工作与生活的前提下，在短时间内给予目标区域高强度刺激，以做到真正的"省事、省时、省力"。

在本书的剩余内容里，我们将为大家分区域介绍相应的脂肪堆积原因，并且列举真正有效的实用性塑身训练动作。

第三章　完美变身计划

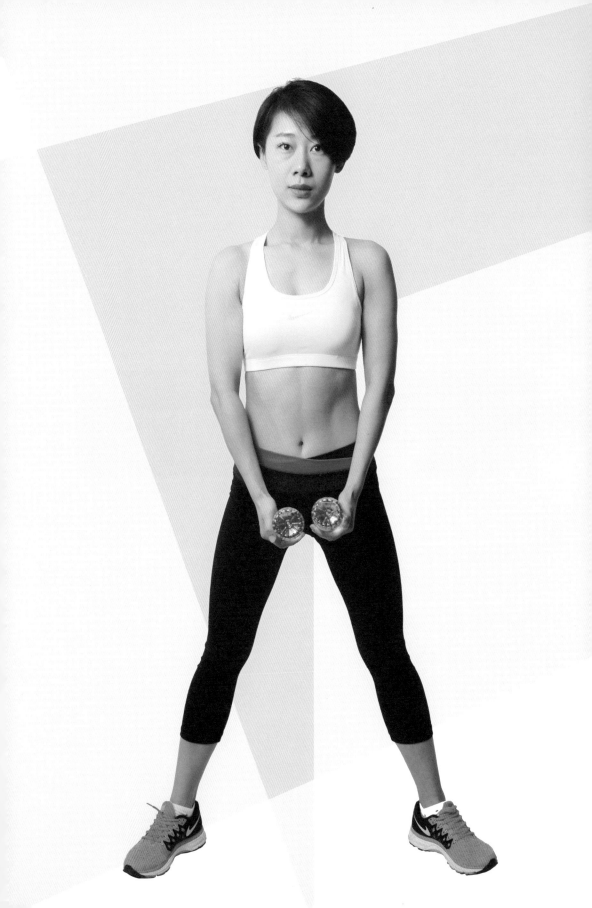

1. 变身"瘦美人"

面部如果堆积较多脂肪，会给人肥胖的感觉。特别是脸部两侧、下巴都是容易堆积脂肪的部位。许多肥胖者，特别是女生，往往对这种局部肥胖现象束手无策，只能采用禁食的方式，结果给身体健康带来极糟糕的影响。

面部脂肪堆积的原因

导致面部脂肪堆积的原因多种多样，并非只是暴饮暴食一种。如果你只采取禁食的方法，那么有时反而会适得其反，无法消除面部的"肥胖现象"。

A. 饮食水平极差

饮食水平极差不仅会导致腹部堆积较多脂肪，更会直接体现在面部肥胖上。人的脸庞本身就极少运动，如果再不注重饮食摄入，就会很容易产生"双下巴"等糟糕形态。

B. 面部骨骼较大

有些人天生就是"大脸盘子"，其面部骨骼较大。如果你属于这种情况，那么想使面部变小则十分困难。

C.　面部咬肌发达

咬肌发达与脂肪较多是两个概念，不过它们都会导致一个现象，即面部有发胖感。如果你喜欢吃一些富有嚼劲的食物，那么咬肌会相比常人要发达，面部可能会产生"发胖感"。

消除面部脂肪的妙招

面部本身的运动较少，且部分活动方式，如咀嚼等容易引发虚假的"肥胖现象"。因此，在进行针对性练习时，一定要十分谨慎，分析清楚自身需要改正的方面后再对症下药。

A.　高强度有氧训练

通过高强度有氧训练可以减少全身的脂肪含量，自然可以一定程度上摧毁面部脂肪。

❀ 方法

采取 20～40 分钟的高强度有氧训练，如跑步、游泳、自行车或椭圆机。

❀ 价值

训练方式十分普遍，可以使身材发生明显变化。

❀ 局限性

有氧训练对全身减脂效果更佳，摧毁局部脂肪堆积的能力相对较低。

❀ 注意事项

注意对下肢关节的保护。

B. 避免口香糖、甘蔗

通过避免摄入嚼劲高的食物，以便使脸部肌肉不再过度发达，消除虚假"肥胖现象"。

❖ 方法

不要摄入口香糖与甘蔗等嚼劲高且糖分含量丰富的食物。

❖ 价值

有助于减缓面部肌肉过度健硕的现象，且嚼劲较高的食物往往不太利于消化。

C. 摄入消肿利湿食物

通过摄入消肿利湿的食物，达到一定程度缓解脸部臃肿的目的。

❖ 方法

摄入一些可以消肿利湿的食物，如冬瓜、芹菜、西红柿、红豆等。

❖ 价值

有助于缓解脸部臃肿，培养健康的饮食习惯。

❖ 注意事项

切忌用高盐分的方式烹调消肿利湿食物，并且不要大量饮用酒精类饮料。

D. 局部减肥操

通过对面部进行有效按摩，进而在一定程度上抑制局部肥胖现象。

❖ 方法

从额头到太阳穴开始进行按压：双手中指与无名指交替按摩鼻翼两侧，再以螺旋方式按摩双颊，然后由下颌至耳朵下方、中方至上方按摩，最后以双手拇指、食指交替轻挽下颌线，可多次重复按摩。

✤ 价值

可以在一定程度上刺激面部脂肪。

✤ 局限性

由于按摩的缘故，面部脂肪并非主动受到刺激，所以效果相对较低。

✤ 注意事项

避免按摩力度过大。

🏃 面部塑形的注意事项

A. 保持健康乐观心态

前文提及，导致面部局部肥胖的原因比较复杂，其中如咬肌发达、骨骼较粗等，这类情况属于后天极难纠正的。因此，我们必须正视自身所存在的问题，如果是由饮食摄入不健康、运动较少引起的，那么，我们可以找到针对性的解决方法。反之，则不要过于苛求自己，保持身体健康才是最重要的。

B. 手术吸脂有风险

这与上一条紧密相连，不少年轻女性盲目地去进行手术吸脂，不仅浪费钱，更是毁了自己的身体健康。爱美是正常的，但请一定要把握合适的度。任何事情都是过犹不及，特别是手术总会有风险，不要轻易拿自己的身体去做赌注。

训练计划

为期 4 周，适合面部较为肥胖的女生。在执行这份计划 4 周后可以进入到进阶版训练计划。

训练周期：4 周

训练方法：有氧训练与饮食相结合

训练次数：每周 5 次

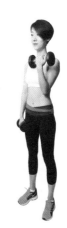

第一天

跑步 400 米

4 组，每组 1 次

面部按摩操

5 ～ 10 分钟

跪姿俯卧撑

4 组，每组力竭

第二天

跑步 3000 米

1 组，每组 1 次

面部按摩操

5 ～ 10 分钟

第三天

跑步 400 米

4 组，每组 1 次

面部按摩操

5 ～ 10 分钟

跪姿俯卧撑

4 组，每组力竭

第四天

跑步 3000 米

1 组，每组 1 次

面部按摩操

5 ～ 10 分钟

第五天

跑步 400 米
4 组，每组 1 次

面部按摩操
5 ～ 10 分钟

跪姿俯卧撑
4 组，每组力竭

注意

＊男生因为骨骼与审美特点，所以没必要抽出过多时间关注这份训练计划，除非是自身面部肥胖现象较为严重的健身爱好者。

＊严格控制食物摄入，避免不健康的饮食习惯。

＊如果有游泳条件，可以使用 1500 米游泳替换 3000 米跑步。

女生进阶版

为期 4 周，适合面部较为肥胖且有一定训练经验的女生，训练计划相对强度更高。在执行这份计划 4 周后可以进入到高级版训练计划。

训练周期：4 周

训练方法：有氧训练与饮食相结合

训练次数：每周 5 次

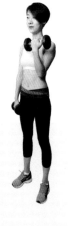

第一天

跑步 200 米
6 组，每组 1 次

面部按摩操
5 ～ 10 分钟

跪姿俯卧撑
4 组，每组力竭

卷腹

4 组，每组力竭

第二天

跑步 5000 米

1 组，每组 1 次

面部按摩操

5 ～ 10 分钟

第三天

跑步 200 米

6 组，每组 1 次

面部按摩操

5 ～ 10 分钟

跪姿俯卧撑

4 组，每组力竭

卷腹

4 组，每组力竭

第四天

跑步 5000 米

1 组，每组 1 次

面部按摩操

5 ～ 10 分钟

第五天

跑步 200 米

6 组，每组 1 次

面部按摩操

5 ～ 10 分钟

跪姿俯卧撑

4 组，每组力竭

卷腹

4 组，每组力竭

注 意

* 男生因为骨骼与审美特点，所以没必要抽出过多时间关注这份训练计划，除非是自身面部肥胖现象较为严重的健身爱好者。

* 严格控制食物摄入，避免不健康的饮食习惯。

* 如果有游泳条件，可以使用 2500 米游泳替换 5000 米跑步。

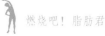

女 生 高 级 版

为期 4 周，适合面部较为肥胖且有一定训练经验的女生，训练计划强度达到巅峰。

训练周期：4 周

训练方法：有氧训练与饮食相结合

训练次数：每周 5 次

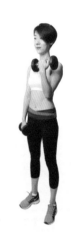

第一天

跑步 400 米

4 组，每组 1 次

面部按摩操

10 ～ 15 分钟

跪姿俯卧撑

4 组，每组力竭

水瓶颈后臂屈伸

4 组，每组力竭

卷腹

4 组，每组力竭

第二天

跑步 3000 米

2 组，每组 1 次

面部按摩操

10 ～ 15 分钟

第三天

跑步 400 米

4 组，每组 1 次

面部按摩操

10 ～ 15 分钟

跪姿俯卧撑

4 组，每组力竭

水瓶颈后臂屈伸

4 组，每组力竭

卷腹

4 组，每组力竭

第四天

跑步 3000 米

2 组，每组 1 次

面部按摩操

10 ～ 15 分钟

第五天

跑步 400 米

4 组，每组 1 次

面部按摩操

10 ～ 15 分钟

跪姿俯卧撑

4 组，每组力竭

水瓶颈后臂屈伸

4 组，每组力竭

卷腹

4 组，每组力竭

注 意

　　* 男生因为骨骼与审美特点，所以没必要抽出过多时间关注这份训练计划，除非是自身面部肥胖现象较为严重的健身爱好者。

　　* 严格控制食物摄入，避免不健康的饮食习惯。

　　* 如果有游泳条件，可以使用 1000 米游泳替换 3000 米跑步。

为期 4 周，适合面部较为肥胖的男生。

训练周期：4 周

训练方法：有氧训练与饮食相结合

训练次数：每周 5 次

第一天

跑步 800 米

3 组，每组 1 次

面部按摩操

10 ～ 15 分钟

俯卧撑

4 组，每组力竭

仰卧起坐

4 组，每组力竭

第二天

跑步 5000 米

2 组，每组 1 次

面部按摩操

10 ～ 15 分钟

第三天

跑步 800 米

3 组，每组 1 次

面部按摩操

10 ～ 15 分钟

俯卧撑

4 组，每组力竭

仰卧起坐

4 组，每组力竭

第四天

跑步 5000 米

2 组，每组 1 次

面部按摩操

10 ～ 15 分钟

第五天

跑步 800 米

3 组，每组 1 次

面部按摩操

10 ～ 15 分钟

俯卧撑

4 组，每组力竭

仰卧起坐

4 组，每组力竭

注 意

* 严格控制食物摄入，避免不健康的饮食习惯。

* 如果有游泳条件，可以使用 3000 米游泳替换 5000 米跑步。

2. 攻克颈部脂肪

颈部形态是完美身材的重要组成部分，脖子的粗细在一定程度上会直接影响美观。与面部局部脂肪堆积相似，导致脖子较粗的原因并非只有脂肪过多一种，你必须针对导致颈部脂肪堆积的原因做出细致分析，才能得到最正确的解决方法。

颈部脂肪堆积的原因

导致颈部脂肪堆积的原因并非只有暴饮暴食一种，如果你只采取禁食的方法，那么有时反而会适得其反。颈部脂肪堆积虽然是局部肥胖现象，但其却是全身肥胖的代表，几乎没有一个人的脖子是粗的，而其余各部位纤细。不注重颈部肥胖现象会直接影响最基本的身体健康。

A.　力量训练所致

切不可认为脖子粗的原因完全是暴饮暴食所致，高强度的力量训练同样会使脖子变得粗大。这点直接体现在爱好重竞技运动的男性健身爱好者身上，其所喜爱的大重量深蹲、硬拉或卧推等练习方式同样会使脖子变粗。

B.　营养水平较低

暴饮暴食会导致肥胖现象，灵活的颈部也难逃其魔掌。

C. 生理疾病影响

动脉硬化与颈部血液循环较差等生理疾病同样会导致颈部肥大现象。如果你不注意对颈部健康的保护，那么极易导致恶心、呕吐、肢体麻木、晕眩等不适反应。

⚓ 消除颈部脂肪的妙招

虽然颈部是人体在日常生活中活动最多的部位，但在不良饮食的作用下同样有发胖的风险。此外，因为疲劳堆积的缘故，颈部极易受损，所以，必须安排一定的针对颈部健康的保护练习动作。

颈弯举拉伸

拉伸颈部屈肌肌群。

推荐组数：2 组

次数 / 时：12 次 /20 秒

✤ 方法

双手置于头后，头向前弯举至下巴与身体接触。

✤ 价值

有助于放松颈部肌肉。

❀ **注意**

- 避免拉伸时发力过猛。

- 注意选择适当的拉伸幅度。

❀ **局限性**

容易造成斜方肌错误发力。

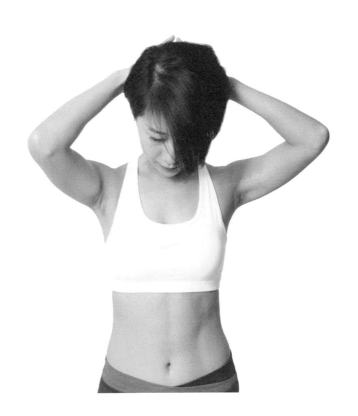

颈屈伸拉伸

拉伸颈部伸肌肌群。

推荐组数：2 组

每组次数 / 时间：12 次 /20 秒

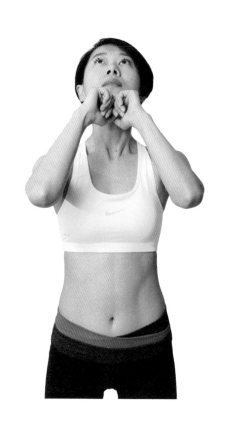

✤ 方法

双手置于下巴处，头向后屈伸。

✤ 价值

有助于放松颈部肌肉。

✤ 注意

● 避免拉伸时发力过猛。

● 注意选择适当的拉伸幅度。

✤ 局限性

容易造成斜方肌错误发力。

✤ 变通方法

用拳头或伸直手指，用力抵住下巴，训练难度较高且容易受伤。

颈侧屈

拉伸胸锁乳突肌。

推荐组数：2 组

每组次数 / 时间：12 次 /20 秒

✤ 方法

右手扶住头部左侧，向右侧倾斜
颈部。一侧训练完后改为另一侧
进行练习。

✤ 价值

有助于放松颈部肌肉。

✤ 注意

● 避免拉伸时发力过猛。

● 注意选择适当的拉伸幅度。

✤ 局限性

容易造成斜方肌错误发力。

✤ 变通方法

手部用力扶住头部并向下压，训
练难度较高且容易受伤。

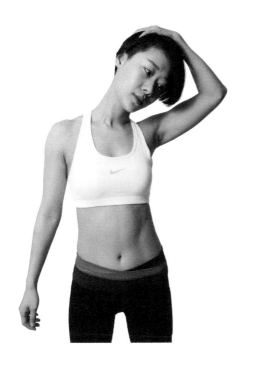
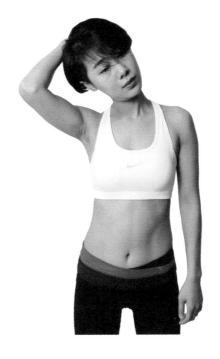

颈绕环

拉伸颈部肌群。

推荐组数：1 组

每组次数：数圈

✣ 方法

头部按顺时针或逆时针方向进行
绕环。

✣ 价值

有助于放松颈部肌肉。

✣ 注意

- 避免拉伸时发力过猛。
- 注意选择适当的拉伸幅度。

✣ 局限性

容易造成斜方肌错误发力。

⬇ 颈部塑形的注意事项

A. 保持放松拉伸练习

颈部是极度容易产生疲劳的部位，特别是对于白领上班族、学生更是如
此。为了保护最基本的颈部健康，你必须每天保持一定的放松拉伸练习。此
外，针对性的主动训练还可以在一定程度上缓解颈部脂肪堆积的问题。

B. 注意训练力度

放松拉伸练习的关键在于放松，不要让自己的身体依旧保持紧绷状态，
那样不仅不利于放松效果的达成，甚至会使颈部关节受损。虽然我们在前

面介绍具体的拉伸动作时提到过高难度训练法，但如果你本身没有特殊比赛项目需求，那么没必要给自己施加过大的压力。只要将普通的训练法掌握到位，再配合优秀的饮食水平便足以缓解颈部脂肪过多的现象。

训练计划

男生初级版

为期 4 周，适合颈部较粗壮且受力量训练影响过多的男性健身爱好者。在执行这份计划 4 周后可以进入到进阶版训练计划。

训练周期：4 周

训练方法：无氧训练为核心

训练次数：每周 5 次

第一天

颈弯举
4 组，20 次

颈屈伸
4 组，20 次

颈侧屈
4 组，20 次

颈绕环
4 组，20 次

重物深蹲
10 组，每组 10 次

俯卧撑
4 组，每组力竭

第二天

跑步
3000 米，1 次

第三天

颈弯举
4 组，20 次

颈屈伸
4 组，20 次

颈侧屈
4 组，20 次

颈绕环
4 组，20 次

重物深蹲

10 组，每组 10 次

俯卧撑

4 组，每组力竭

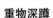 第四天

跑步

3000 米，1 次

 第五天

颈弯举

4 组，20 次

颈屈伸

4 组，20 次

颈侧屈

4 组，20 次

颈绕环

4 组，20 次

重物深蹲

10 组，每组 10 次

俯卧撑

4 组，每组力竭

注意

* 避免耸肩等刺激斜方肌过多的高负荷肌肉力量训练。

* 注意颈部训练速度。

* 如果有游泳条件，那么可以使用 1000 米游泳替代 3000 米跑步练习。

男生进阶版

为期 4 周，适合颈部较粗壮且受力量训练影响过多的男性健身爱好者，训练强度较高。在执行这份计划 4 周后可以进入到高级版训练计划。

训练周期：4 周

训练方法：无氧训练为核心

训练次数：每周 5 次

第一天

颈弯举

4 组，25 次

颈屈伸

4 组，25 次

颈侧屈

4 组，25 次

颈绕环

4 组，25 次

重物深蹲

10 组，每组 10 次

俯卧撑

4 组，每组力竭

水瓶弯举

4 组，每组 15 ～ 20 个

仰卧水瓶臂屈伸

4 组，每组 15 ～ 20 个

第二天

跑步

5000 米，1 次

第三天

颈弯举

4 组，25 次

颈屈伸

4 组，25 次

颈侧屈

4 组，25 次

颈绕环

4 组，25 次

重物深蹲

10 组，每组 10 次

俯卧撑

4 组，每组力竭

水瓶弯举

4 组，每组 15 ～ 20 个

仰卧水瓶臂屈伸

4 组，每组 15 ～ 20 个

第四天

跑步

5000 米，1 次

第五天

颈弯举

4 组，25 次

颈屈伸

4 组，25 次

颈侧屈

4 组，25 次

颈绕环

4 组，25 次

重物深蹲

10 组，每组 10 次

俯卧撑

4 组，每组力竭

水瓶弯举

4 组，每组 15 ～ 20 个

仰卧水瓶臂屈伸

4 组，每组 15 ～ 20 个

注·意

＊避免耸肩等刺激斜方肌过多的高负荷肌肉力量训练。

＊注意放慢颈部训练速度。

＊如果有游泳条件，那么可以使用 3000 米游泳替代 5000 米跑步练习。

男·生·高·级·版

为期 4 周，适合颈部较粗壮且受力量训练影响过多的男性健身爱好者，训练强度最高。

训练周期：4 周

训练方法：无氧训练为核心

训练次数：每周 5 次

第一天

变形颈弯举

4 组，25 次

变形颈屈伸

4 组，25 次

变形颈侧屈

4 组，25 次

颈绕环

4 组，25 次

重物深蹲

4 组，每组 15 ～ 20 个

俯卧撑

4 组，每组力竭

水瓶弯举

4 组，每组 15 ～ 20 个

仰卧水瓶臂屈伸

4 组，每组 15 ～ 20 个

卷腹

4 组，每组力竭

举腿

4 组，每组力竭

第二天

跑步

3000 米，2 次

第三天

变形颈弯举

4 组，25 次

变形颈屈伸

4 组，25 次

变形颈侧屈

4 组，25 次

颈绕环

4 组，25 次

重物深蹲

4 组，每组 15 ～ 20 个

俯卧撑

4 组，每组力竭

水瓶弯举

4 组，每组 15 ～ 20 个

仰卧水瓶臂屈伸

4 组，每组 15 ～ 20 个

卷腹

4 组，每组力竭

举腿

4 组，每组力竭

第四天

跑步

3000 米，2 次

第五天

变形颈弯举

4 组，25 次

变形颈屈伸

4 组，25 次

变形颈侧屈

4 组，25 次

颈绕环

4 组，25 次

重物深蹲

4 组，每组 15 ～ 20 个

俯卧撑

4 组，每组力竭

水瓶弯举

4 组，每组 15 ～ 20 个

仰卧水瓶臂屈伸

4 组，每组 15 ～ 20 个

卷腹

4 组，每组力竭

举腿

4 组，每组力竭

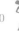

┌───┐
注·意

* 避免耸肩等刺激斜方肌过多的高负荷肌肉力量训练。

* 注意放慢颈部训练速度。

* 如果有游泳条件，那么可以使用 1000 米游泳替代 3000 米跑步练习。
└───┘

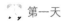 女生初级版

为期 4 周，适合颈部较粗壮的女性健身爱好者。在执行这份计划 4 周后可以进入到进阶版训练计划。

训练周期：4 周

训练方法：无氧训练为核心

训练次数：每周 5 次

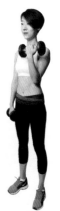

第一天

颈弯举

4 组，20 次

颈屈伸

4 组，20 次

颈侧屈

4 组，20 次

颈绕环

4 组，20 次

重物深蹲

4 组，每组 15～20 个

徒手深蹲

10 组，每组 10 个

卷腹

4 组，每组力竭

第二天

跑步

1500 米，2 次

第三天

颈弯举

4 组，20 次

颈屈伸

4 组，20 次

颈侧屈

4 组，20 次

颈绕环

4 组，20 次

徒手深蹲

10 组，每组 10 个

卷腹

4 组，每组力竭

第四天

跑步

1500 米，2 次

第五天

颈弯举

4 组，20 次

颈屈伸

4 组，20 次

颈侧屈

4 组，20 次

颈绕环

4 组，20 次

徒手深蹲

10 组，每组 10 个

卷腹

4 组，每组力竭

注 意

* 避免过多提拉重物所导致的斜方肌粗大。

* 注意放慢颈部训练速度。

* 如果有游泳条件，那么可以使用 500 米游泳替代 1500 米跑步练习。

女 生 进 阶 版

　　为期 4 周，适合颈部较粗壮的女性健身爱好者，训练强度较高。在执行这份计划 4 周后可以进入到高级版训练计划。

训练周期：4 周

训练方法：无氧训练为核心

训练次数：每周 5 次

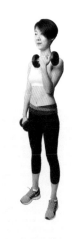

第一天

颈弯举

4 组，每组力竭

颈屈伸

4 组，每组力竭

颈侧屈

4 组，每组力竭

颈绕环

4 组，每组力竭

徒手深蹲

10 组，每组 10 个

卷腹

4 组，每组力竭

跪姿俯卧撑

4 组，每组力竭

第二天

跑步

3000 米，1 次

第三天

颈弯举

4 组，每组力竭

颈屈伸

4 组，每组力竭

颈侧屈

4 组，每组力竭

颈绕环

4 组，每组力竭

徒手深蹲

10 组，每组 10 个

卷腹

4 组，每组力竭

跪姿俯卧撑

4 组，每组力竭

第四天

跑步

3000 米，1 次

第五天

颈弯举

4 组，每组力竭

颈屈伸

4 组，每组力竭

颈侧屈

4 组，每组力竭

颈绕环

4 组，每组力竭

徒手深蹲

10 组，每组 10 个

卷腹

4 组，每组力竭

跪姿俯卧撑

4 组，每组力竭

注 意

＊ 避免过多提拉重物所导致的斜方肌粗大。

＊ 注意放慢颈部训练速度。

＊ 如果有游泳条件，那么可以使用 1000 米游泳替代 3000 米跑步练习。

女 生 高 级 版

为期 4 周，适合颈部较粗壮的女性健身爱好者，训练强度最高。

训练周期：4 周

训练方法：无氧训练为核心

训练次数：每周 5 次

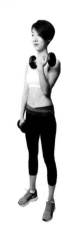

第一天

变形颈弯举

4 组，每组力竭

变形颈屈伸

4 组，每组力竭

变形颈侧屈

4 组，每组力竭

颈绕环

4 组，每组力竭

徒手深蹲

10 组，每组 10 个

卷腹

4 组，每组力竭

跪姿俯卧撑

4 组，每组力竭

仰卧水瓶臂屈伸

4 组，每组 15 ～ 20 个

第二天

跑步

5000 米，1 次

第三天

变形颈弯举

4 组，每组力竭

变形颈屈伸

4 组，每组力竭

变形颈侧屈

4 组，每组力竭

颈绕环

4 组，每组力竭

徒手深蹲

10 组，每组 10 个

卷腹

4 组，每组力竭

跪姿俯卧撑

4 组，每组力竭

仰卧水瓶臂屈伸

4 组，每组 15～20 个

第四天

跑步

5000 米，1 次

第五天

变形颈弯举

4 组，每组力竭

变形颈屈伸

4 组，每组力竭

变形颈侧屈

4 组，每组力竭

颈绕环

4 组，每组力竭

徒手深蹲

10 组，每组 10 个

卷腹

4 组，每组力竭

跪姿俯卧撑

4 组，每组力竭

仰卧水瓶臂屈伸

4 组，每组 15～20 个

注　意

＊避免过多提拉重物所导致的斜方肌粗大。

＊注意放慢颈部训练速度。

＊如果有游泳条件，那么可以使用 3000 米游泳替代 5000 米跑步练习。

3. 让胸部更加性感

胸部是生活中极难主动发力的部位，我们上肢的活动往往依赖的是背部、肩部或手臂。此外，由于女生独特的生理构造，胸部更是容易堆积较多的脂肪。如果不注意这个问题，放任胸部脂肪肆意增长，那么不仅会使身材变得不美观，更会引发严重的生理疾病。

胸部脂肪堆积的原因

对于男性而言，导致胸部脂肪堆积较多的原因往往离不开运动与饮食。至于女性，需要考虑的方面相对较多。如不少女生担心减脂所带来的胸部变小等问题，都是较为棘手的。

A. 缺乏针对性运动

这是导致男女胸部脂肪堆积最普遍的原因。胸部很少在日常生活中主动发力，脂肪会优先堆积在这里，使得女生胸部下垂、男生胸部臃肿，这些都是十分影响美观的。因此我们在缓解胸部局部肥胖时，一定要采取针对性的力量训练动作，即通过以无氧训练为核心的方式，才会使塑形变得事半功倍。

B.　饮食水平较差

与前文提到的相仿，饮食是导致肥胖、身材走样的根本性因素。

C.　观念问题

这是许多女生胸部脂肪堆积较多的普遍原因。女生爱美没有错，希望自己的胸部变得更加美观也没有错，但一定要注意方式方法。不少女生希望胸部变大，于是恨不得自己的胸部堆满脂肪，以"填充胸围"。殊不知这种方法会严重影响身体健康，诱发心脏病等生理疾病。并且，真正美观的胸部是通过科学的训练与营养方式，使其变得更加坚挺与性感，绝非用此等"自残"方式可以达到的。我们需要的是一个表里如一的"好苹果"，而非一个外表光鲜，实则腐烂的"好"苹果。

⚓ 消除胸部脂肪的妙招

在胸部塑形的问题上，只要你端正态度，那么改善起来相对较容易。因为胸部自身属于极易产生训练感觉的部位，所以即使是新手，也可以快速掌握训练动作，使胸部受到较强的刺激。需注意，这里我们所说的端正态度绝非单指训练方面，饮食更是十分需要注意的。

俯卧撑

锻炼胸部的最基础训练动作。

推荐组数：3 ～ 4 组

每组次数：8 ～ 12 次

✤ 方法

双手分开与肩同宽进行练习。

✤ 价值

不需要器械，方便，易于操作。

✤ 注意

- 避免给予手腕过多压迫。
- 保持大腿与地面平行。

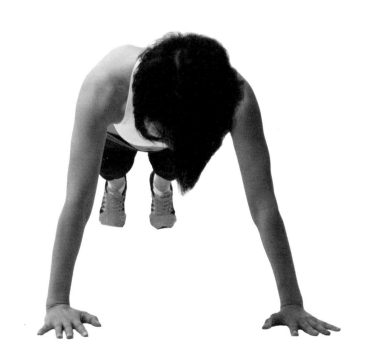

❀ 局限性

- 容易给予肘关节与腕关节一定压力。
- 训练难度较高，不适宜没有运动基础的女生锻炼。
- 对胸部孤立刺激不明显。

❀ 变通方法

- 使用单臂俯卧撑进行练习，平衡左右侧肢体力量的不均衡，更加适合男生。
- 在两个箱子中间进行击掌式俯卧撑练习，提高训练难度，更加适合男生。
- 调整不同握距，刺激胸部内侧与外侧。
- 将双脚垫高，进行下斜俯卧撑练习。

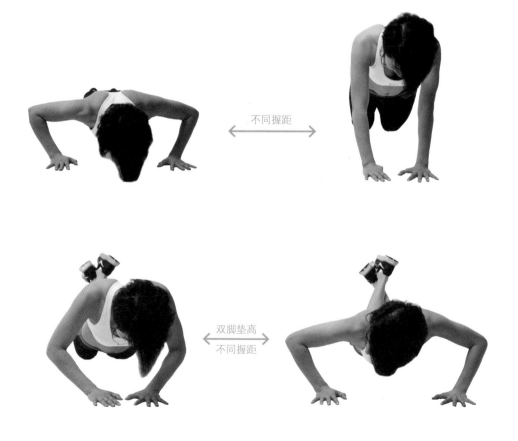

不同握距

双脚垫高
不同握距

跪姿俯卧撑

锻炼胸部的基础训练动作。

推荐组数：3 ～ 4 组

每组次数：8 ～ 12 次

✤ 方法

双手分开与肩同宽进行练习。

✤ 价值

不需要器械，方便，易于操作。

✤ 注意

● 避免给予手腕过多压迫。

● 保持大腿与地面平行。

✤ 局限性

● 容易给予肘关节与腕关节一定压力。

● 训练难度较低，不适宜男生锻炼。

● 对胸部孤立刺激不明显。

✤ 变通方法

● 使用单臂俯卧撑进行练习，平衡左右侧肢体力量的不均衡，更加适合男生。

● 调整不同握距，刺激胸部内侧与外侧。

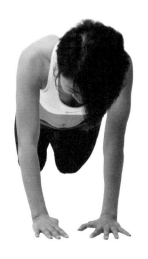
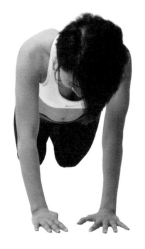

扩胸运动

锻炼胸部的基础训练动作。

推荐组数：3 ～ 4 组

每组次数：8 ～ 12 次

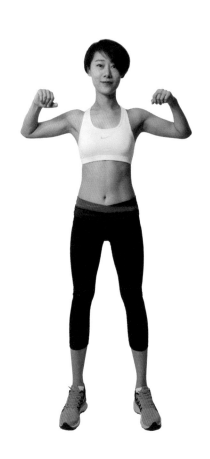

❖ **方法**

双手伸直后向两侧扩胸进行练习。

❖ **价值**

- 拉伸胸部肌肉。
- 背部肌肉同样受到一定刺激。

❖ **注意**

- 避免用力过猛，否则容易损伤肩部关节。
- 扩胸运动并不会使女生胸部变小。

❖ **局限性**

- 没有任何负荷，只适合放松练习。
- 容易借助身体惯性发力。

❖ **变通方法**

大小臂弯曲，保持一定手臂夹角后进行拉伸练习。因为运动幅度较小，
所以相对更加安全。

弹力带扩胸

锻炼胸部的基础训练动作。

推荐组数：3 ～ 4 组

每组次数：8 ～ 12 次

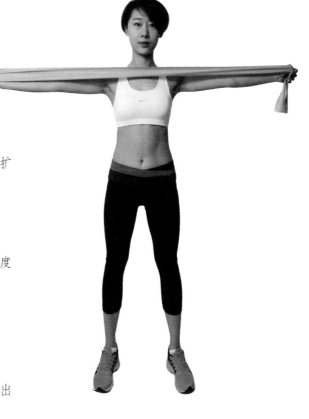

✤ 方法

双手握住弹力带两端后向两侧扩
胸进行练习。

✤ 价值

- 为锻炼胸部肌肉提供一定强度
  的训练负荷。
- 刺激肩部、背部肌肉。

✤ 注意

- 避免训练过程中大小臂夹角出
  现变化。
- 不要依赖爆发力完成训练，尽可能使用较慢的速度。

✤ 局限性

弹力带相对有一定风险性。

✤ 变通方法

使用不同负荷的弹力带进行练习，以便快速完成对胸部的塑造。

哑铃卧推

锻炼胸部的基础训练动作。

推荐组数：3 ～ 4 组

每组次数：8 ～ 12 次

❀ 方法

双手握住哑铃，然后发力向上推举。

❀ 价值

- 为锻炼胸部肌肉提供一定强度的训练负荷。
- 更好地塑造整个胸部形状。

❀ 注意

- 推举时不要完全伸直手臂。

- 不要依赖爆发力完成训练，尽可能使用较慢的速度。
- 保持腕部、肩部、肘部关节发力方向一致。
- 避免下降哑铃时速度过快。

❀ 局限性

动作难度较高，不适合初学者或女生练习。

❀ 变通方法

- 使用不同负荷的哑铃进行练习，以便快速完成对胸部的塑造。
- 女生感觉难度较高时可以使用小哑铃掌握技术动作。

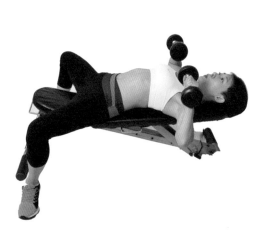
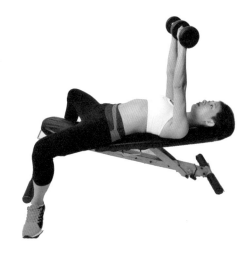

- 使用单臂卧推，以获得更好地训练效果。
- 使用水瓶等小负荷进行练习。

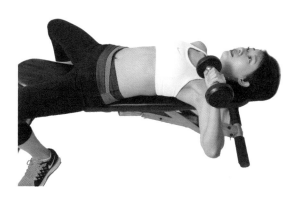

单臂
卧推

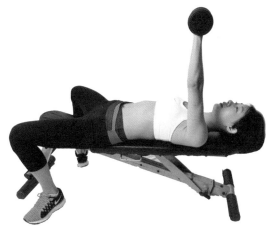

使用水瓶
小负荷练习

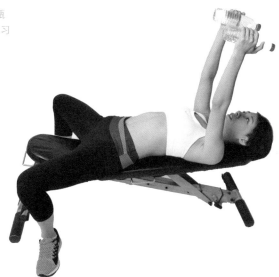

仰卧直臂上拉

锻炼胸部的进阶训练动作。

推荐组数：3 ～ 4 组

每组次数：8 ～ 12 次

✤ 方法

仰卧在训练椅上，下半身悬空，双手伸直于头后下方，利用胸部力量将重物向上拉。

✤ 价值

- 为锻炼胸部肌肉提供一定强度的训练负荷。
- 训练效果更好。
- 从纵向角度提升胸部形态。

✤ 注意

- 不要依赖爆发力完成训练，尽可能使用较慢的速度。
- 避免幅度过大，否则背部肌群会受到比胸部更强烈的刺激。
- 全过程避免大小臂夹角变化。

✤ 局限性

- 训练难度较高，不适合女性以及初学者。

✤ 变通方法

- 可使用弹力带进行练习，但需谨慎使用，否则极易出现伤病现象。

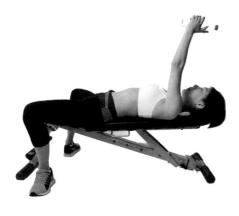
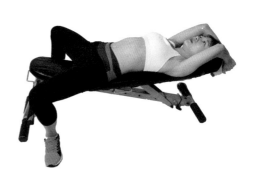

⚓ 胸部塑形的注意事项

A. 确保一定的训练强度

因为胸部是人体较大的肌肉群，所以，我们在练习时必须要确保一定的训练强度。如果单纯通过徒手的方式进行练习，那么可能收效过慢。采用合适负荷的弹力带可以提高训练强度，快速完成对胸部的改造。对于女生而言，除去训练强度需要改善外，更不能忽略训练量的大小。否则，过小的训练量同样无法解决女生"先天"胸部形态较"糟糕"的问题。

B. 保护上半身关节健康

由于必须确保一定的训练量与训练强度，所以，胸部极易在塑性训练时诱发上肢关节的伤病，特别是手腕和肘部，都是易受损的部位。我们建议健身爱好者一定要在训练前做好热身准备，选择合适的负荷与训练量，并且切记不可忽视拉伸练习。

C. 不要忘记拉伸练习

拉伸练习的好处有以下四点：

- 预防肌肉与关节受损。
- 使健身爱好者提前进入训练状态。
- 加速肌肉恢复速度。
- 有利于塑造局部身形。

关于胸部的拉伸动作我们会在最后训练计划时进行介绍。

🔻 训练计划

为期 4 周，适合胸部脂肪较多且无针对性训练经验的男性健身爱好者。在执行这份计划 4 周后可以进入到进阶版训练计划。

训练周期：4 周

训练方法：无氧训练为核心

训练次数：每周 5 天

第一天

俯卧撑

4 组，每组力竭

跪姿俯卧撑

4 组，每组力竭

宽握距俯卧撑

4 组，每组力竭

下斜俯卧撑

4 组，每组力竭

水瓶交替弯举

4 组，每组 15 ～ 20 个

卷腹

4 组，每组力竭

平板支撑

4 组，每组最长时间

第二天

跑步

3000 米，1 组 1 次

箭步蹲

4 组，每组 15 ～ 20 个

仰卧举腿

4 组，每组力竭

第三天

俯卧撑

4 组，每组力竭

跪姿俯卧撑

4 组，每组力竭

宽握距俯卧撑

4 组，每组力竭

下斜俯卧撑

4 组，每组力竭

水瓶交替弯举

4 组，每组 15 ～ 20 个

卷腹

4 组，每组力竭

平板支撑

4 组，每组最长时间

第四天

跑步

3000 米，1 组 1 次

箭步蹲

4 组，每组 15 ～ 20 个

仰卧举腿

4 组，每组力竭

第五天

俯卧撑

4 组，每组力竭

跪姿俯卧撑

4 组，每组力竭

宽握距俯卧撑

4 组，每组力竭

下斜俯卧撑

4 组，每组力竭

水瓶交替弯举

4 组，每组 15 ～ 20 个

卷腹

4 组，每组力竭

平板支撑

4 组，每组最长时间

注 意

* 保护上肢关节健康。

* 如果有游泳条件，可以使用 1000 米游泳替代 3000 米跑。

男 生 进 阶 版

为期 4 周，适合胸部脂肪较多且有一定训练经验的男性健身爱好者，训练强度与针对性较高。在执行这份计划 4 周后可以进入到高级版训练计划。

训练周期：4 周

训练方法：无氧训练为核心

训练次数：每周 5 天

第一天

俯卧撑
4 组，每组力竭

重物卧推
4 组，每组 15 ～ 20 个

下斜俯卧撑
4 组，每组力竭

仰卧重物上拉
4 组，每组 15 ～ 20 个

水瓶交替弯举
4 组，每组 15 ～ 20 个

仰卧水瓶臂屈伸
4 组，每组 15 ～ 20 个

卷腹
4 组，每组力竭

平板支撑
4 组，每组最长时间

第二天

跑步
5000 米，1 组 1 次

箭步蹲
4 组，每组 15 ～ 20 个

提踵
4 组，每组力竭

仰卧举腿
4 组，每组力竭

第三天

俯卧撑
4 组，每组力竭

重物卧推
4 组，每组 15 ～ 20 个

下斜俯卧撑
4 组，每组力竭

仰卧重物上拉

4 组，每组 15 ～ 20 个

水瓶交替弯举

4 组，每组 15 ～ 20 个

仰卧水瓶臂屈伸

4 组，每组 15 ～ 20 个

卷腹

4 组，每组力竭

平板支撑

4 组，每组最长时间

第四天

跑步

5000 米，1 组 1 次

箭步蹲

4 组，每组 15 ～ 20 个

提踵

4 组，每组力竭

仰卧举腿

4 组，每组力竭

第五天

俯卧撑

4 组，每组力竭

重物卧推

4 组，每组 15 ～ 20 个

下斜俯卧撑

4 组，每组力竭

仰卧重物上拉

4 组，每组 15 ～ 20 个

水瓶交替弯举

4 组，每组 15 ～ 20 个

仰卧水瓶臂屈伸

4 组，每组 15 ～ 20 个

卷腹

4 组，每组力竭

平板支撑

4 组，每组最长时间

注 意

＊保护上肢关节健康。

＊如果有游泳条件，可以使用 3000 米游泳替代 5000 米跑。

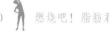
───── 男 生 高 级 版 ─────

为期 4 周，适合胸部脂肪较多、有训练经验但迟迟未见成效的男性健身爱好者，训练强度与针对性最高。

训练周期：4 周

训练方法：无氧训练为核心

训练次数：每周 5 天

第一天

重物卧推

4 组，每组 15 ～ 20 个

下斜俯卧撑

4 组，每组 15 ～ 20 个

仰卧重物上拉

4 组，每组 15 ～ 20 个

重物飞鸟

4 组，每组 15 ～ 20 个

水瓶交替弯举

4 组，每组 15 ～ 20 个

仰卧水瓶臂屈伸

4 组，每组 15 ～ 20 个

水瓶划船

4 组，每组 15 ～ 20 个

第二天

跑步

3000 米，2 组 1 次

臀桥

4 组，每组 15 ～ 20 个

仰卧举腿

4 组，每组力竭

卷腹

4 组，每组力竭

平板支撑

4 组，每组最长时间

第三天

重物卧推

4 组，每组 15 ～ 20 个

下斜俯卧撑

4 组，每组 15 ～ 20 个

仰卧重物上拉

4 组，每组 15 ～ 20 个

重物飞鸟

4 组，每组 15 ～ 20 个

卷腹

4 组，每组力竭

平板支撑

4 组，每组最长时间

第四天

跑步

3000 米，2 组 1 次

臀桥

4 组，每组 15 ～ 20 个

仰卧举腿

4 组，每组力竭

卷腹

4 组，每组力竭

平板支撑

4 组，每组最长时间

第五天

重物卧推

4 组，每组 15 ～ 20 个

下斜俯卧撑

4 组，每组 15 ～ 20 个

仰卧重物上拉

4 组，每组 15 ～ 20 个

重物飞鸟

4 组，每组 15 ～ 20 个

卷腹

4 组，每组力竭

平板支撑

4 组，每组最长时间

注 意

* 保护上肢关节健康。

* 如果有游泳条件，可以使用 1000 米游泳替代 3000 米跑。

为期 4 周，适合胸部脂肪较多、无针对性训练经验且围度较小的女性健身爱好者。在执行这份计划 4 周后可以进入到进阶版训练计划。

训练周期：4 周

训练方法：无氧训练为核心

训练次数：每周 5 天

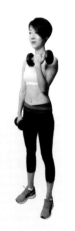

🐼 第一天

倾斜俯卧撑

4 组，每组力竭

跪姿俯卧撑

4 组，每组力竭

下斜俯卧撑

4 组，每组力竭

卷腹

4 组，每组力竭

仰卧举腿

4 组，每组力竭

🐼 第二天

跑步

1500 米，2 组 1 次

水瓶交替弯举

4 组，每组 15 ～ 20 个

双臂屈伸

4 组，每组 15 ～ 20 个

🐼 第三天

倾斜俯卧撑

4 组，每组力竭

跪姿俯卧撑

4 组，每组力竭

下斜俯卧撑

4 组，每组力竭

卷腹

4 组，每组力竭

仰卧举腿

4 组，每组力竭

🐼 第四天

跑步

1500 米，2 组 1 次

水瓶交替弯举

4 组，每组 15 ～ 20 个

双臂屈伸

4 组，每组 15 ～ 20 个

第五天

俯卧撑

倾斜俯卧撑

4 组，每组力竭

跪姿俯卧撑

4 组，每组力竭

下斜俯卧撑

4 组，每组力竭

卷腹

4 组，每组力竭

仰卧举腿

4 组，每组力竭

注 意

* 保护上肢关节健康。

* 如果有游泳条件，可以使用 500 米游泳替代 1500 米跑。

* 女性在月经时请停止锻炼，一个星期后再继续练习。

女 生 进 阶 版

为期 4 周，适合胸部脂肪较多、有一定针对性训练经验的女性健身爱好者。在执行这份计划 4 周后可以进入到高级版训练计划。

训练周期：4 周

训练方法：无氧训练为核心

训练次数：每周 5 天

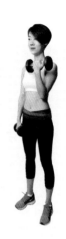

第一天

倾斜俯卧撑

4 组，每组力竭

跪姿俯卧撑

4 组，每组力竭

下斜俯卧撑

4 组，每组力竭

俯卧撑

4 组，每组力竭

卷腹

4 组，每组力竭

仰卧举腿

4 组，每组力竭

平板支撑

4 组，每组最长时间

第二天

跑步

3000 米，1 组 1 次

水瓶交替弯举

4 组，每组 15 ～ 20 个

双臂屈伸

4 组，每组 15 ～ 20 个

臀桥

4 组，每组 15 ～ 20 个

第三天

倾斜俯卧撑

4 组，每组力竭

跪姿俯卧撑

4 组，每组力竭

下斜俯卧撑

4 组，每组力竭

俯卧撑

4 组，每组力竭

卷腹

4 组，每组力竭

仰卧举腿

4 组，每组力竭

平板支撑

4 组，每组最长时间

第四天

跑步

3000 米，1 组 1 次

水瓶交替弯举

4 组，每组 15 ～ 20 个

双臂屈伸

4 组，每组 15 ～ 20 个

臀桥

4 组，每组 15 ～ 20 个

第五天

俯卧撑

倾斜俯卧撑

4 组，每组力竭

跪姿俯卧撑

4 组，每组力竭

下斜俯卧撑

4 组，每组力竭

俯卧撑

4 组，每组力竭

卷腹

4 组，每组力竭

仰卧举腿

4 组，每组力竭

平板支撑

4 组，每组最长时间

注 意

* 保护上肢关节健康。

* 如果有游泳条件，可以使用 1500 米游泳替代 3000 米跑。

* 女性在月经时请停止锻炼，一个星期后再继续练习。

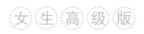

女生高级版

为期 4 周，适合希望进一步塑造自身胸部形态的女性健身爱好者。

训练周期：4 周

训练方法：无氧训练为核心

训练次数：每周 5 天

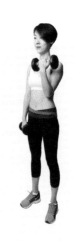

第一天

倾斜俯卧撑

4 组，每组力竭

俯卧撑

4 组，每组力竭

下斜俯卧撑

4 组，每组力竭

坐姿弹力带推胸

4 组，每组 15 ～ 20 个

卷腹

3 组，每组力竭

仰卧举腿

3 组，每组力竭

平板支撑

3 组，每组最长时间

仰卧起坐

3 组，每组力竭

第二天

跑步

5000 米，1 组 1 次

水瓶交替弯举

4 组，每组 15 ～ 20 个

双臂屈伸

4 组，每组 15 ～ 20 个

孤立臀桥

4 组，每组 15 ～ 20 个

第三天

倾斜俯卧撑

4 组，每组力竭

俯卧撑

4 组，每组力竭

下斜俯卧撑

4 组，每组力竭

坐姿弹力带推胸

4 组，每组 15 ～ 20 个

卷腹

3 组，每组力竭

仰卧举腿

3 组，每组力竭

平板支撑

3 组，每组最长时间

仰卧起坐

3 组，每组力竭

第四天

跑步

5000 米，1 组 1 次

水瓶交替弯举

4 组，每组 15 ～ 20 个

双臂屈伸

4 组，每组 15 ～ 20 个

孤立臀桥

4 组，每组 15 ～ 20 个

第五天

倾斜俯卧撑

4 组，每组力竭

俯卧撑

4 组，每组力竭

下斜俯卧撑

4 组，每组力竭

坐姿弹力带推胸

4 组，每组 15 ～ 20 个

卷腹

3 组，每组力竭

仰卧举腿

3 组，每组力竭

平板支撑

3 组，每组最长时间

仰卧起坐

3 组，每组力竭

注 意

* 保护上肢关节健康。

* 如果有游泳条件，可以使用 3000 米游泳替代 5000 米跑。

* 女性在月经时请停止锻炼，一个星期后再继续练习。

4. 告别"驼背人"

背部在生活中是可以经常活动的部位，这里所指的背部脂肪堆积往往是由于长时间工作劳累，且背部缺乏一定的训练、肌力较差所引起的驼背现象。如果你希望自己可以尽快摆脱驼背问题，那么一定要从引发驼背的根源入手，否则无法找到正确的解决途径。此外，背部训练往往还会牵连临近的胸部、肩部与手臂肌肉，训练综合价值极高。

背部脂肪堆积的原因

A. 背部缺乏力量训练

如果你不注意背部的力量训练，并且自身工作属于极易产生疲劳感的，那么背部脂肪过多或驼背现象便无可避免。因此，针对背部的一些下拉与划船练习必须要纳入到日常的训练计划中。

B. 背部训练姿势不标准

下拉与划船练习都是极易出现姿势不标准的训练动作，特别是划船练习，容易导致健身爱好者使用"腰部力量"。这样不仅无法改变驼背现象，反而会使腰椎健康受到极大威胁。

C. 胸背部发展不协调

如果你过于关注胸部塑形，对其进行了大量高强度的针对性训练，那么背部便极易被忽略，进而导致驼背现象。

消除背部脂肪堆积的妙招

前文提及，背部脂肪的堆积离不开观念与方法的缺陷。因此只要我们纠正训练态度，掌握正确的训练姿势与方法，那么驼背现象自然药到病除。在这节里我们将会更加偏重对于标准训练姿势的介绍，方便健身爱好者更快地完善身形。

重物划船

锻炼背部的基础训练动作。

推荐组数：3～4组

每组次数：8～12次

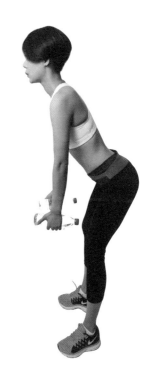

✦ 方法

双手各握住一个重物，如两升的水瓶。上半身略微向前倾斜，然后用力进行划船练习。

✦ 价值

- 为锻炼背部肌肉提供一定强度的训练负荷。
- 划船训练可以强化背部中上部肌肉。
- 可以提供更好的训练感觉。
- 有助于修补驼背问题。

✦ 注意

- 不要依赖爆发力完成训练，尽可能使用较慢的速度。
- 避免幅度过大，否则肩部肌群会受到比背部更强烈的刺激。
- 训练全过程避免身体晃动幅度过大。

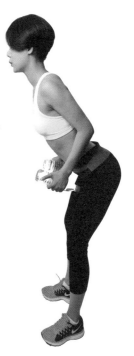

✦ 局限性

采用普通重物强度较低，无法使男性健身爱好者受到应有的锻炼。

✦ 变通方法

使用除水瓶外的不同重物进行练习。

弹力带单臂划船

锻炼背部的进阶训练动作。

推荐组数：3～4组

每组次数：8～12次

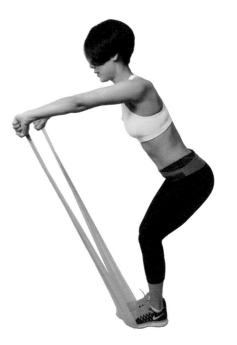

✤ 方法

握住弹力带，上半身向前略微倾斜，然后用力进行划船练习。

✤ 价值

- 为锻炼背部肌肉提供一定强度的训练负荷。
- 划船训练可以强化背部中上部肌肉。
- 可以提供更好的训练感觉。
- 有助于修补驼背问题。
- 提供更加符合肌肉所需的训练发力轨迹。

✤ 注意

- 不要依赖爆发力完成训练，尽可能使用较慢的速度。
- 避免幅度过大，否则肩部肌群会受到比背部更强烈的刺激。
- 训练全过程避免身体晃动幅度过大。

✤ 局限性

- 弹力带存在一定的危险性。
- 可使用负荷相对较小。

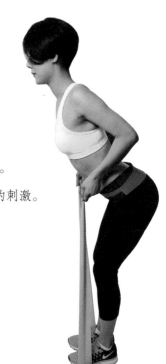

弹力带双臂划船

锻炼背部的进阶训练动作。

推荐组数：3 ～ 4 组

每组次数：8 ～ 12 次

❖ 方法

双手握住弹力带，上半身向前略微倾斜，然后用力进行划船练习。

❖ 价值

- 为锻炼背部肌肉提供一定强度的训练负荷。
- 划船训练可以强化背部中上部肌肉。
- 有助于修补驼背问题。
- 可使用负荷较高。
- 提供更加符合肌肉所需的训练发力轨迹。

❖ 注意

- 不要依赖爆发力完成训练，尽可能使用较慢的速度。
- 避免幅度过大，否则肩部肌群会受到比背部更强烈的刺激。
- 训练全过程避免身体晃动幅度过大。

❖ 局限性

- 弹力带存在一定的危险性。
- 相比单臂训练效果较差。

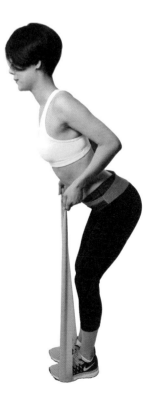

⚓ 背部塑形的注意事项

A.　避免腰部明显晃动

背部训练、臀部训练与腹部训练都是十分容易导致腰部错误发力的训练方式。如果此时你希望通过借力的方式完成过重的训练负荷，那么很不幸，腰伤会慢慢走到你的身边。正确的做法是在进行背部练习时，使腰部保持伸直的状态，然后不要晃动进行各种划船或下拉练习。

B.　划船时要有"夹笔感"

在进行划船练习时，一定要确保足够的运动幅度，否则驼背现象便无法得到根治。这里我们建议大家找寻"夹笔感"，即在划船时尽可能确保背部肌肉的收缩可以夹住一支笔。只有这种运动幅度才能够使驼背现象得到改善。

C.　抬头进行练习

这点指的是在进行下拉或引体向上练习时，一定要让自己的头部抬起，目视天空或天花板。只有这样的训练姿势才可以确保背部受到的刺激大于斜方肌与肩部，并且可以保护身体健康。

D.　避免腿部借力

在划船练习与下拉练习时，人们会经常用腿部的屈伸进行借力以便完成更大的负荷。这种方法并非标准的训练姿势，虽然可以帮助你提高整体力量，但是却无助于改善你的驼背现象。

训练计划

为期 4 周，适合生活习惯较差、背部肌肉严重缺乏训练的男性健身爱好者。在执行这份计划 4 周后可以进入到进阶版训练计划。

训练周期：4 周

训练方法：无氧训练为核心

训练次数：每周 5 次

第一天

重物划船

4 组，每组 15 ～ 20 次

单臂重物划船

4 组，每组 15 ～ 20 次

跪姿重物划船

4 组，每组 15 ～ 20 次

卷腹

4 组，每组力竭

转体卷腹

4 组，每组力竭

第二天

跑步

3000 米，1 组 1 次

跪姿俯卧撑

4 组，每组力竭

双臂屈伸

4 组，每组力竭

臀桥

4 组，每组力竭

第三天

重物划船

4 组，每组 15 ～ 20 次

单臂重物划船

4 组，每组 15 ～ 20 次

跪姿重物划船

4 组，每组 15 ～ 20 次

卷腹

4 组，每组力竭

转体卷腹

4 组，每组力竭

第四天

跑步

3000 米，1 组 1 次

跪姿俯卧撑

4 组，每组力竭

双臂屈伸

4 组，每组力竭

臀桥

4 组，每组力竭

第五天

重物划船

4 组，每组 15 ～ 20 次

单臂重物划船

4 组，每组 15 ～ 20 次

跪姿重物划船

4 组，每组 15 ～ 20 次

卷腹

4 组，每组力竭

转体卷腹

4 组，每组力竭

注·意

＊ 保护上肢关节健康。

＊ 如果有游泳条件，可以使用 1500 米游泳替代 3000 米跑。

男 生 进 阶 版

为期 4 周，适合生活习惯较差、背部肌肉缺乏训练但具备一定力量基础的男性健身爱好者。在执行这份计划 4 周后可以进入到高级版训练计划。

训练周期：4 周

训练方法：无氧训练为核心

训练次数：每周 5 次

第一天

器械引体向上

4 组，每组力竭

重物划船

4 组，每组 15 ～ 20 次

单臂重物划船

4 组，每组 15 ～ 20 次

跪姿重物划船

4 组，每组 15 ～ 20 次

卷腹

4 组，每组力竭

转体卷腹

4 组，每组力竭

平板支撑

4 组，每组最长时间

第二天

跑步

5000 米，1 组 1 次

俯卧撑

4 组，每组力竭

双臂屈伸

4 组，每组力竭

水瓶交替弯举

4 组，每组 15 ～ 20 个

臀桥

4 组，每组力竭

第三天

器械引体向上

4 组，每组力竭

重物划船

4 组，每组 15 ～ 20 次

单臂重物划船

4 组，每组 15 ～ 20 次

跪姿重物划船

4 组，每组 15 ～ 20 次

卷腹

4 组，每组力竭

转体卷腹

4 组，每组力竭

平板支撑

4 组，每组最长时间

第四天

跑步

5000 米，1 组 1 次

俯卧撑

4 组，每组力竭

双臂屈伸

4 组，每组力竭

水瓶交替弯举

4组，每组 15～20 个

臀桥

4组，每组力竭

第五天

器械引体向上

4组，每组力竭

重物划船

4组，每组 15～20 次

单臂重物划船

4组，每组 15～20 次

跪姿重物划船

4组，每组 15～20 次

卷腹

4组，每组力竭

转体卷腹

4组，每组力竭

平板支撑

4组，每组最长时间

注　意

* 保护上肢关节健康。

* 如果有游泳条件，可以使用 3000 米游泳替代 5000 米跑。

男生高级版

为期4周，适合渴望获得背部形态彻底改善的男性健身爱好者。

训练周期：4周

训练方法：无氧训练为核心

训练次数：每周 5 次

第一天

引体向上

4 组，每组力竭

重物划船

4 组，每组力竭

单臂重物划船

4 组，每组力竭

跪姿重物划船

4 组，每组力竭

卷腹

4 组，每组力竭

转体卷腹

4 组，每组力竭

平板支撑

4 组，每组最长时间

仰卧举腿

4 组，每组力竭

第二天

跑步

3000 米，2 组 1 次

俯卧撑

4 组，每组力竭

双臂屈伸

4 组，每组力竭

水瓶交替弯举

4 组，每组 15 ～ 20 个

孤立臀桥

4 组，每组力竭

第三天

引体向上

4 组，每组力竭

重物划船

4 组，每组力竭

单臂重物划船

4 组，每组力竭

跪姿重物划船

4 组，每组力竭

卷腹

4 组，每组力竭

转体卷腹

4 组，每组力竭

平板支撑

4 组，每组最长时间

仰卧举腿

4 组，每组力竭

第四天

跑步

3000 米，2 组 1 次

俯卧撑

4 组，每组力竭

双臂屈伸

4 组，每组力竭

水瓶交替弯举

4 组，每组 15～20 个

孤立臀桥

4 组，每组力竭

第五天

引体向上

4 组，每组力竭

重物划船

4 组，每组力竭

单臂重物划船

4 组，每组力竭

跪姿重物划船

4 组，每组力竭

卷腹

4 组，每组力竭

转体卷腹

4 组，每组力竭

平板支撑

4 组，每组最长时间

仰卧举腿

4 组，每组力竭

注 意

＊保护上肢关节健康。

＊如果有游泳条件，可以使用 1500 米游泳替代 3000 米跑。

女 生 初 级 版

为期 4 周，适合生活习惯较差、毫无背部训练经验的女性健身爱好者。在执行这份计划 4 周后可以进入到进阶版训练计划。

训练周期：4 周

训练方法：无氧训练为核心

训练次数：每周 5 次

第一天

重物划船

4 组，每组力竭

单臂重物划船

4 组，每组力竭

跪姿重物划船

4 组，每组力竭

仰卧起坐

4 组，每组力竭

平板支撑

4 组，每组最长时间

第二天

跑步

1500 米，2 组 1 次

跪姿俯卧撑

4 组，每组力竭

双臂屈伸

4 组，每组力竭

第三天

重物划船

4 组，每组力竭

单臂重物划船

4 组，每组力竭

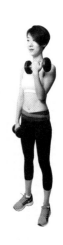

跪姿重物划船

4 组，每组力竭

仰卧起坐

4 组，每组力竭

平板支撑

4 组，每组最长时间

第四天

跑步

1500 米，2 组 1 次

跪姿俯卧撑

4 组，每组力竭

双臂屈伸

4 组，每组力竭

第五天

重物划船

4 组，每组力竭

单臂重物划船

4 组，每组力竭

跪姿重物划船

4 组，每组力竭

仰卧起坐

4 组，每组力竭

平板支撑

4 组，每组最长时间

注　意

* 保护上肢关节健康。

* 如果有游泳条件，可以使用 750 米游泳替代 1500 米跑。

* 女性在月经时请停止锻炼，一个星期后再继续练习。

女 生 进 阶 版

为期 4 周，适合生活习惯较差，有一定背部训练经验的女性健身爱好者。在执行这份计划 4 周后可以进入到高级版训练计划。

训练周期：4 周

训练方法：无氧训练为核心

训练次数：每周 5 次

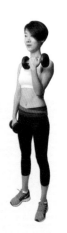

第一天

重物划船

4 组，每组 15 ～ 20 个

单臂重物划船

4 组，每组 15 ～ 20 个

跪姿重物划船

4 组，每组 15 ～ 20 个

仰卧起坐

4 组，每组力竭

平板支撑

4 组，每组最长时间

坐姿举腿

4 组，每组力竭

第二天

跑步

3000 米，1 组 1 次

跪姿俯卧撑

4 组，每组力竭

双臂屈伸

4 组，每组力竭

水瓶弯举

4 组，每组 15 ～ 20 个

第三天

重物划船

4 组，每组 15 ～ 20 个

单臂重物划船

4 组，每组 15 ～ 20 个

跪姿重物划船

4 组，每组 15 ～ 20 个

仰卧起坐

4 组，每组力竭

平板支撑

4 组，每组最长时间

坐姿举腿

4 组，每组力竭

第四天

跑步

3000 米，1 组 1 次

跪姿俯卧撑

4 组，每组力竭

双臂屈伸

4 组，每组力竭

水瓶弯举

4 组，每组 15 ～ 20 个

第五天

重物划船

4 组，每组 15 ～ 20 个

单臂重物划船

4 组，每组 15 ～ 20 个

跪姿重物划船

4 组，每组 15 ～ 20 个

仰卧起坐

4 组，每组力竭

平板支撑

4 组，每组最长时间

坐姿举腿

4 组，每组力竭

注 意

* 保护上肢关节健康。

* 如果有游泳条件，可以使用 1500 米游泳替代 3000 米跑。

* 女性在月经时请停止锻炼，一个星期后再继续练习。

女 生 高 级 版

为期 4 周，适合有一定背部训练经验与力量基础的女性健身爱好者。

训练周期：4 周

训练方法：无氧训练为核心

训练次数：每周 5 次

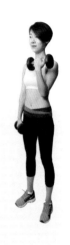

第一天

器械引体向上

4 组，每组力竭

重物划船

4 组，每组力竭

单臂重物划船

4 组，每组力竭

跪姿重物划船

4 组，每组力竭

仰卧起坐

3 组，每组力竭

平板支撑

3 组，每组最长时间

坐姿举腿

3 组，每组力竭

卷腹

3 组，每组力竭

第二天

跑步

5000 米，1 组 1 次

俯卧撑

4 组，每组力竭

双臂屈伸

4 组，每组力竭

水瓶弯举

4 组，每组 15 ～ 20 个

第三天

器械引体向上

4 组，每组力竭

重物划船

4 组，每组力竭

单臂重物划船

4 组，每组力竭

跪姿重物划船

4 组，每组力竭

仰卧起坐

3 组，每组力竭

平板支撑

3 组，每组最长时间

坐姿举腿

3 组，每组力竭

卷腹

3 组，每组力竭

第四天

跑步

5000 米，1 组 1 次

俯卧撑

4 组，每组力竭

双臂屈伸

4 组，每组力竭

水瓶弯举

4 组，每组 15 ～ 20 个

第五天

器械引体向上

4 组，每组力竭

重物划船

4 组，每组力竭

单臂重物划船

4 组，每组力竭

跪姿重物划船

4 组，每组力竭

仰卧起坐

3 组，每组力竭

平板支撑

3 组，每组最长时间

坐姿举腿

3 组，每组力竭

卷腹

3 组，每组力竭

注 意

＊保护上肢关节健康。

＊如果有游泳条件，可以使用 3000 米游泳替代 5000 米跑。

＊女性在月经时请停止锻炼，一个星期后再继续练习。

5. 甩掉"喇叭袖"

与之前几个部位不同,手臂由多个不同肌群组成,分别是:肱二头肌（大臂前侧）、肱三头肌（大臂后侧）以及前臂肌群（小臂部分）。因为其各自在日常生活中的活动比例不同，所以各自产生局部脂肪堆积的概率也不尽相同。

⚓ 手臂脂肪堆积的原因

对于男性而言，根据其手臂不同部位的活动比例，相应脂肪较容易堆积的部位由高到低排列：肱二头肌 > 肱三头肌 > 前臂肌群。而女生则有明显不同，排列顺序为：肱三头肌 > 肱二头肌 > 前臂肌群。

A. 缺少日常运动

根据前文提到的排列顺序不难发现，在男女手臂的局部脂肪堆积概率上，前臂肌群都是最难出现脂肪堆积的。在日常生活中，我们只要抓住一个物体，那么便必须依赖前臂肌群的贡献。相反，肱三头肌与肱二头肌却极易出现局部脂肪堆积的现象，例如对于女生而言，其较少使用推举物体的发力方式，所以肱三头肌容易堆积脂肪。而男生一般没有做家务的习惯，一旦对于饮食摄入控制不佳，那么主要负责牵拉物体发力的肱二头肌便容易出现形状的退化。

B. 训练姿势不标准

手臂肌肉形态应该是所有热爱运动的人都最关注的部位，如果你有运动习惯，那么这个部位的形态理应不会出现任何问题。不过，手臂训练有一个很明显的弱点，即极易导致健身爱好者训练动作不标准，进而使你所付出的心血完全付之一炬，手臂形态无任何改善。

缓解手臂脂肪的妙招

水瓶弯举

锻炼手臂的基础训练动作。

推荐组数：3 ～ 4 组

每组次数：8 ～ 12 次

✤ 方法

- 双手握住两个水瓶，利用肱二头肌的力量发力将水瓶举起。

✤ 价值

- 为锻炼手臂肌肉提供一定的训练负荷。
- 训练难度较低，便于实行。

✤ 注意

- 不要依赖爆发力完成训练，尽可能使用较慢的速度。

- 避免身体晃动。

- 训练全过程保持肘关节不变。

✣ 局限性

训练难度负荷较低，不适宜男性健身爱好者。

✣ 变通方法

双手握住一个大号水桶进行弯举练习，可以提供更高的训练负荷。

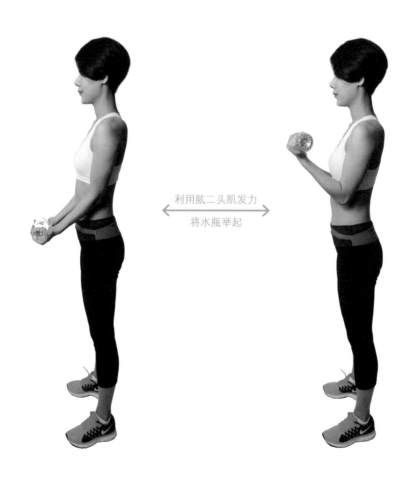

利用肱二头肌发力
将水瓶举起

水瓶交替弯举

锻炼手臂的基础训练动作。

推荐组数：3 ～ 4 组

每组次数：8 ～ 12 次

❖ 方法

双手各握住两个水瓶，利用肱二头肌的力量发力轮流将水瓶举起。

❖ 价值

- 为锻炼手臂肌肉提供一定的训练负荷。
- 训练难度较低，便于实行。
- 单臂的训练方式可以提供更好的肌肉感觉。

❖ 注意

- 不要依赖爆发力完成训练，尽可能使用较慢的速度。
- 避免身体晃动。
- 训练全过程保持肘关节不变。
- 等一只手臂完成一次弯举后，再开始另一只手臂的
  弯举练习。

❖ 局限性

训练难度负荷较低，不适宜男性健身爱好者。

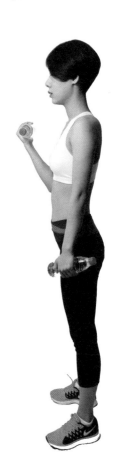

弹力带弯举

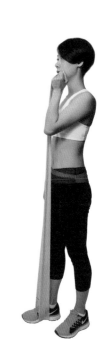

锻炼手臂的进阶训练动作。

推荐组数：3～4 组

每组次数：8～12 次

✤ 方法

双手握住弹力带两端，利用肱二头肌的力量发力将弹力带向上举起。

✤ 价值

为锻炼手臂肌肉提供较强的训练负荷。

✤ 注意

- 不要依赖爆发力完成训练，尽可能使用较慢的速度。
- 避免身体晃动。
- 训练全过程保持肘关节不变。

✤ 局限性

弹力带具备一定的风险性。

✤ 变通方法

使用哑铃提高训练强度。

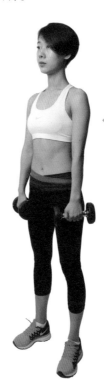

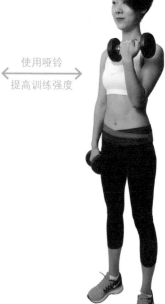

使用哑铃
提高训练强度

弹力带交替弯举

锻炼手臂的进阶训练动作。

推荐组数：3～4组

每组次数：8～12次

✤ 方法

双手各握住一根弹力带，利用肱二头肌的力量发力将弹力带轮流向上拉起。

✤ 价值

- 为锻炼手臂肌肉提供较强的训练负荷。
- 单臂训练可以提供更好的训练感觉。

✤ 注意

- 不要依赖爆发力完成训练，尽可能使用较慢的速度。
- 避免身体晃动。
- 训练全过程保持肘关节不变。

✤ 局限性

- 弹力带具备一定的风险性。
- 等一只手臂完成一次弯举后，再开始另一只手臂的弯举练习。

坐卧弯举

锻炼手臂的进阶训练动作。

推荐组数：3 ～ 4 组

每组次数：8 ～ 12 次

✤ 方法

坐卧姿势，利用肱二头肌的力量发力将重物轮流向上举起。

✤ 价值

- 为锻炼手臂肌肉提供较强的训练负荷。
- 单臂训练可以提供更好的训练感觉。
- 坐卧姿势训练孤立效果更好。

✤ 注意

- 不要依赖爆发力完成训练，尽可能使用较慢的速度。
- 避免身体晃动。
- 训练全过程保持肘关节不变。
- 避免腿部屈伸借力。

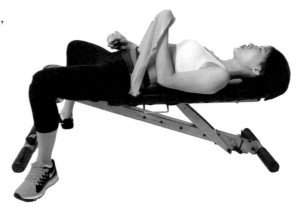

✤ 局限性

- 弹力带具备一定的风险性。
- 等一只手臂完成一次弯举后，再开始另一只手臂的弯举练习。
- 训练难度较高，对于女性或初级健身爱好者较为困难。

水瓶颈后臂屈伸

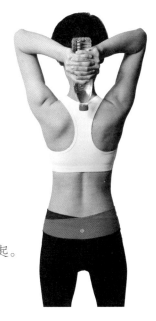

锻炼手臂的基础训练动作。

推荐组数：3 ～ 4 组

每组次数：8 ～ 12 次

❋ 方法

双手握住一个水瓶于颈后方，利用肱三头肌的力量将其举起。

❋ 价值

- 为锻炼手臂肌肉提供一定的训练负荷。
- 训练难度较低，便于实行。

❋ 注意

- 不要依赖爆发力完成训练，尽可能使用较慢的速度。
- 避免身体晃动。
- 保持腰部伸直，避免其过于疲劳。
- 训练全过程保持肘关节不变。
- 注意颈部姿势，避免受到水瓶碰撞。

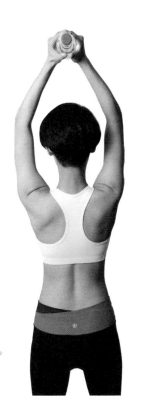

❋ 局限性

水瓶所能提供的训练负荷较小。

❋ 变通方法

- 改为握住两个水瓶练习姿势，提供更好的肌肉训练感觉。
- 使用坐姿训练法，训练孤立效果更好。

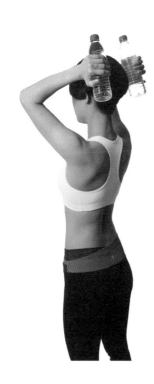

变通方法
握住两个水瓶

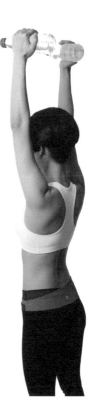

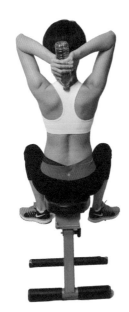

变通方法
坐姿训练法

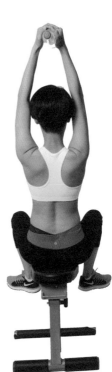

水瓶仰卧臂屈伸

锻炼手臂的初级训练动作。

推荐组数：3 ～ 4 组

每组次数：8 ～ 12 次

✿ 方法

仰卧在训练椅上，双手各握住一个水瓶于颈后方，利用肱三头肌的力量将其轮流举起。

✿ 价值

- 为锻炼手臂肌肉提供一定的训练负荷。
- 训练难度较低，便于实行。
- 单臂训练时肌肉感觉更明显。

✿ 注意

- 不要依赖爆发力完成训练，尽可能使用较慢的速度。
- 训练全过程保持肘关节不变。

✿ 局限性

- 水瓶所能提供的训练负荷较小。

✿ 变通方法

- 改为使用双手同时屈伸发力的训练方式。
- 单臂训练可以提供更好的肌肉感觉。

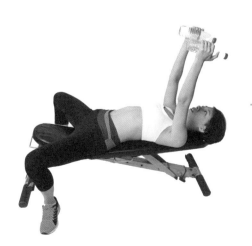
变通方法 →
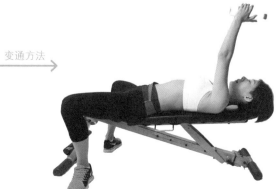

双臂屈伸

锻炼手臂的进阶训练动作。

推荐组数：3 ～ 4 组

每组次数：8 ～ 12 次

✤ 方法

双手握住床尾或椅子，进行手臂屈伸练习。

✤ 价值

- 为锻炼手臂肌肉提供一定的训练负荷。
- 训练难度相对较低。

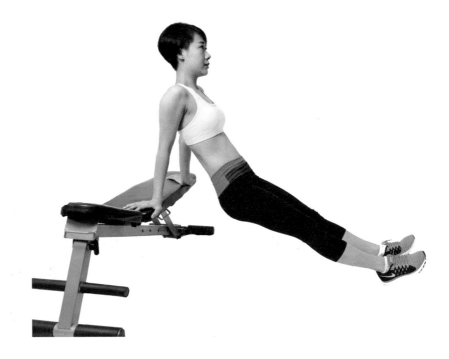

✤ **注意**

● 不要依赖爆发力完成训练，尽可能使用较慢的速度。

● 保护上半身关节健康。

✤ **局限性**

对于肱三头肌的刺激度较低。

✤ **变通方法**

采用双杠训练法，训练强度得到明显提高。

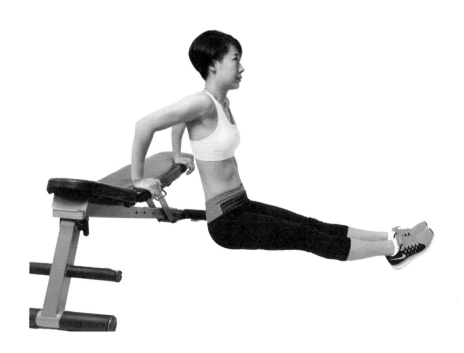

手臂塑形的注意事项

A. 肘关节不动

手臂的弯举或屈伸发力都是建立在肘关节不动的基础之上。如果你的肘关节在练习时晃动过于频繁，那么肱二头肌与肱三头肌的塑形效果就会降低不少。标准的训练姿势是夹紧大臂，且在练习时保持肘关节与大臂不动，只有小臂在进行屈伸或弯举动作。

B. 足够的训练幅度

我们并不要求你像健美冠军那样采取完全幅度的手臂训练动作，但也请你一定确保足够的训练幅度。部分健身爱好者只在弯举时将重物上举至与地面平行位置，这样不会使肱二头肌受到刺激，反而会使前臂肌群疲于应付。

C. 避免腿部屈伸借力

你能够在健身房看到很多"老手"在一边屈伸腿部，一边进行弯举训练。如果你按照这种训练方法，那么很不幸，你的手臂形态不会有任何改善。这种方法只会提高训练负荷，但对于塑形则是事倍功半。

D. 保护关节健康

手臂训练极容易导致腕关节或肘关节受损，特别是对于那些男性健身爱好者，其所使用的负荷往往较大，自身缺乏一定的自我保护能力。这里我们建议健身爱好者最好佩戴尺寸合适的护腕与护肘，以保护关节健康。

E. 不要忽略前臂训练

虽然前臂在日常生活中使用较频繁，不容易导致局部脂肪堆积。但是如果太过于忽略对于前臂的专项运动，那么会导致你的手臂塑形效果严重受阻，毕竟前臂是完成肱二头肌与肱三头肌训练的必备力量基础。

⚓ 训练计划

男 生 初 级 版

为期 4 周，适合毫无手臂训练经验的男性健身爱好者。在执行这份计划 4 周后可以进入到进阶版训练计划。

训练周期：4 周

训练方法：无氧训练为核心

训练次数：每周 5 次

第一天

水瓶弯举

4 组，每组 15 ～ 20 个

水瓶交替弯举

4 组，每组 15 ～ 20 个

水瓶颈后臂屈伸

4 组，每组 15 ～ 20 个

水瓶仰卧臂屈伸

4 组，每组 15 ～ 20 个

卷腹

4 组，每组力竭

转体卷腹

4 组，每组力竭

第二天

跑步

3000 米，1 组 1 次

跪姿俯卧撑

4 组，每组力竭

重物划船

4 组，每组力竭

侧平板支撑

4 组，每组最长时间

◆ **第三天**

水瓶弯举

4 组，每组 15 ～ 20 个

水瓶交替弯举

4 组，每组 15 ～ 20 个

水瓶颈后臂屈伸

4 组，每组 15 ～ 20 个

水瓶仰卧臂屈伸

4 组，每组 15 ～ 20 个

卷腹

4 组，每组力竭

转体卷腹

4 组，每组力竭

◆ **第四天**

跑步

3000 米，1 组 1 次

跪姿俯卧撑

4 组，每组力竭

重物划船

4 组，每组力竭

侧平板支撑

4 组，每组最长时间

◆ **第五天**

水瓶弯举

4 组，每组 15 ～ 20 个

水瓶交替弯举

4 组，每组 15 ～ 20 个

水瓶颈后臂屈伸

4 组，每组 15 ～ 20 个

水瓶仰卧臂屈伸

4 组，每组 15 ～ 20 个

卷腹

4 组，每组力竭

转体卷腹

4 组，每组力竭

注·意

＊保持上半身关节健康。

＊如果有游泳条件，那么可以采用 1500 米游泳替代 3000 米跑。

男 生 进 阶 版

为期 4 周，适合有一定手臂训练经验的男性健身爱好者。在执行这份计划 4 周后可以进入到高级版训练计划。

训练周期：4 周

训练方法：无氧训练为核心

训练次数：每周 5 次

第一天

水瓶弯举

4 组，每组力竭

水瓶交替弯举

4 组，每组力竭

水瓶颈后臂屈伸

4 组，每组力竭

水瓶仰卧臂屈伸

4 组，每组力竭

卷腹

4 组，每组力竭

转体卷腹

4 组，每组力竭

仰卧举腿

4 组，每组力竭

第二天

跑步

5000 米，1 组 1 次

俯卧撑

4 组，每组力竭

重物划船

4 组，每组力竭

侧平板支撑

4 组，每组最长时间

第三天

水瓶弯举

4 组，每组力竭

水瓶交替弯举

4 组，每组力竭

水瓶颈后臂屈伸

4 组，每组力竭

水瓶仰卧臂屈伸

4 组，每组力竭

卷腹

4 组，每组力竭

转体卷腹

4 组，每组力竭

仰卧举腿

4 组，每组力竭

第四天

跑步

5000 米，1 组 1 次

俯卧撑

4 组，每组力竭

重物划船

4 组，每组力竭

侧平板支撑

4 组，每组最长时间

第五天

水瓶弯举

4 组，每组力竭

水瓶交替弯举

4 组，每组力竭

水瓶颈后臂屈伸

4 组，每组力竭

水瓶仰卧臂屈伸

4 组，每组力竭

卷腹

4 组，每组力竭

转体卷腹

4 组，每组力竭

仰卧举腿

4 组，每组力竭

注·意

＊保持上半身关节健康。

＊如果有游泳条件，那么可以采用 3000 米游泳替代 5000 米跑。

男 生 高 级 版

为期4周，适合有一定手臂训练经验且具备力量基础的男性健身爱好者。

训练周期：4 周

训练方法：无氧训练为核心

训练次数：每周 5 次

第一天

水瓶弯举

4 组，每组力竭

水瓶交替弯举

4 组，每组力竭

水瓶孤立弯举

4 组，每组力竭

水瓶颈后臂屈伸

4 组，每组力竭

水瓶仰卧臂屈伸

4 组，每组力竭

双臂屈伸（可使用双杠）

4 组，每组力竭

卷腹

3 组，每组力竭

转体卷腹

3 组，每组力竭

仰卧举腿

3 组，每组力竭

仰卧起坐

3 组，每组力竭

第二天

跑步

3000 米，2 组 1 次

俯卧撑

4 组，每组力竭

臀桥

4 组，每组力竭

重物划船

4 组，每组力竭

侧平板支撑

4 组，每组最长时间

第三天

水瓶弯举

4 组，每组力竭

水瓶交替弯举

4 组，每组力竭

水瓶孤立弯举

4 组，每组力竭

水瓶颈后臂屈伸

4 组，每组力竭

水瓶仰卧臂屈伸

4 组，每组力竭

双臂屈伸（可使用双杠）

4 组，每组力竭

卷腹

3 组，每组力竭

转体卷腹

3 组，每组力竭

仰卧举腿

3 组，每组力竭

仰卧起坐

3 组，每组力竭

第四天

跑步

3000 米，2 组 1 次

俯卧撑

4 组，每组力竭

臀桥

4 组，每组力竭

重物划船

4 组，每组力竭

侧平板支撑

4 组，每组最长时间

第五天

水瓶弯举

4 组，每组力竭

水瓶交替弯举

4 组，每组力竭

水瓶孤立弯举

4 组，每组力竭

水瓶颈后臂屈伸

4 组，每组力竭

水瓶仰卧臂屈伸

4 组，每组力竭

双臂屈伸（可使用双杠）

4 组，每组力竭

卷腹

3 组，每组力竭

转体卷腹

3 组，每组力竭

仰卧举腿

3 组，每组力竭

仰卧起坐

3 组，每组力竭

注 意

＊保持上半身关节健康。

＊如果有游泳条件，那么可以采用 1000 米游泳替代 3000 米跑。

女 生 初 级 版

为期 4 周，适合毫无手臂训练经验的女性健身爱好者。在执行这份计划 4 周后可以进入到进阶版训练计划。

训练周期： 4 周

训练方法： 无氧训练为核心

训练次数： 每周 5 次

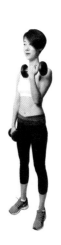

第一天

弹力带弯举

4 组，每组 8 ～ 12 个

水瓶交替弯举

4 组，每组 8 ～ 12 个

水瓶颈后臂屈伸

4 组，每组 8 ～ 12 个

水瓶仰卧臂屈伸

4 组，每组 8 ～ 12 个

仰卧起坐

4 组，每组力竭

坐姿举腿

4 组，每组力竭

第二天

跑步

1500 米，2 组 1 次

跪姿俯卧撑

4 组，每组力竭

重物划船

4 组，每组力竭

第三天

弹力带弯举

4 组，每组 8 ～ 12 个

水瓶交替弯举

4 组，每组 8 ～ 12 个

水瓶颈后臂屈伸

4 组，每组 8 ～ 12 个

水瓶仰卧臂屈伸

4 组，每组 8 ～ 12 个

仰卧起坐

4 组，每组力竭

坐姿举腿

4 组，每组力竭

第四天

跑步

1500 米，2 组 1 次

跪姿俯卧撑

4 组，每组力竭

重物划船

4 组，每组力竭

第五天

水瓶弯举

4 组，每组 8 ～ 12 个

水瓶交替弯举

4 组，每组 8 ～ 12 个

水瓶颈后臂屈伸

4 组，每组 8 ～ 12 个

水瓶仰卧臂屈伸

4 组，每组 8 ～ 12 个

仰卧起坐

4 组，每组力竭

坐姿举腿

4 组，每组力竭

注·意

* 保持上半身关节健康。

* 如果有游泳条件，那么可以采用 750 米游泳替代 1500 米跑。

* 女性在月经时请停止锻炼，一个星期后再继续练习。

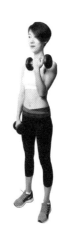

女 生 进 阶 版

为期 4 周，适合有一定手臂训练经验的女性健身爱好者。在执行这份计划 4 周后可以进入到高级版训练计划。

训练周期：4 周

训练方法：无氧训练为核心

训练次数：每周 5 次

第一天

水瓶孤立弯举

4 组，每组 15 ～ 20 个

水瓶交替弯举

4 组，每组 15 ～ 20 个

水瓶颈后臂屈伸

4 组，每组 15 ～ 20 个

水瓶仰卧臂屈伸

4 组，每组 15 ～ 20 个

仰卧起坐

4 组，每组力竭

坐姿举腿

4 组，每组力竭

平板支撑

4 组，每组最长时间

第二天

跑步

3000 米，1 组 1 次

跪姿俯卧撑

4 组，每组力竭

重物划船

4 组，每组力竭

臀桥

4 组，每组力竭

第三天

水瓶孤立弯举

4 组，每组 15 ～ 20 个

水瓶交替弯举

4 组，每组 15 ～ 20 个

水瓶颈后臂屈伸

4 组，每组 15 ～ 20 个

水瓶仰卧臂屈伸

4 组，每组 15 ～ 20 个

仰卧起坐

4 组，每组力竭

坐姿举腿

4 组，每组力竭

平板支撑

4 组，每组最长时间

第四天

跑步

3000 米，1 组 1 次

跪姿俯卧撑

4 组，每组力竭

重物划船

4 组，每组力竭

臀桥

4 组，每组力竭

第五天

水瓶孤立弯举

4 组，每组 15 ～ 20 个

水瓶交替弯举

4 组，每组 15 ～ 20 个

水瓶颈后臂屈伸

4 组，每组 15 ～ 20 个

水瓶仰卧臂屈伸

4 组，每组 15 ～ 20 个

仰卧起坐

4 组，每组力竭

坐姿举腿

4 组，每组力竭

平板支撑

4 组，每组最长时间

注 意

＊保持上半身关节健康。

＊如果有游泳条件，那么可以采用 1500 米游泳替代 3000 米跑。

＊女性在月经时请停止锻炼，一个星期后再继续练习。

女生高级版

为期4周，适合有一定手臂训练经验且具备力量基础的女性健身爱好者。

训练周期：4周

训练方法：无氧训练为核心

训练次数：每周5次

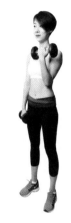

第一天

哑铃弯举

4组，每组力竭

水瓶交替弯举

4组，每组力竭

水瓶孤立弯举

4组，每组力竭

水瓶颈后臂屈伸

4组，每组力竭

水瓶仰卧臂屈伸

4组，每组力竭

双臂屈伸（用床练习）

4组，每组力竭

仰卧起坐

3组，每组力竭

坐姿举腿

3组，每组力竭

平板支撑

3组，每组最长时间

卷腹

3组，每组力竭

第二天

跑步

5000米，1组1次

俯卧撑

4组，每组力竭

重物划船

4组，每组力竭

臀桥

4组，每组力竭

第三天

哑铃弯举

4组，每组力竭

水瓶交替弯举

4 组，每组力竭

水瓶孤立弯举

4 组，每组力竭

水瓶颈后臂屈伸

4 组，每组力竭

水瓶仰卧臂屈伸

4 组，每组力竭

双臂屈伸（用床练习）

4 组，每组力竭

仰卧起坐

3 组，每组力竭

坐姿举腿

3 组，每组力竭

平板支撑

3 组，每组最长时间

卷腹

3 组，每组力竭

第四天

跑步

5000 米，1 组 1 次

俯卧撑

4 组，每组力竭

重物划船

4 组，每组力竭

臀桥

4 组，每组力竭

第五天

哑铃弯举

4 组，每组力竭

水瓶交替弯举

4 组，每组力竭

水瓶孤立弯举

4 组，每组力竭

水瓶颈后臂屈伸

4 组，每组力竭

水瓶仰卧臂屈伸

4 组，每组力竭

双臂屈伸（用床练习）

4 组，每组力竭

仰卧起坐

3 组，每组力竭

坐姿举腿

3 组，每组力竭

平板支撑

3 组，每组最长时间

卷腹

3 组，每组力竭

注 意

* 保持上半身关节健康。

* 如果有游泳条件，那么可以采用 750 米游泳替代 1500 米跑。

* 女性在月经时请停止锻炼，一个星期后再继续练习。

6. 养成"人鱼线"与"马甲线"

腹部堆积过多脂肪会直接影响一个人的健康体态，它会使你的小腹隆起，任何板型的衣服都无法将其遮掩。此外，腹部脂肪过多往往意味着内脏脂肪较多，后者会直接影响你的身体健康，导致如癌症、心血管疾病。几乎每个"大肚子"都恨透了自己的糟糕体态，并且尝试了多种应对措施。但其收效却并不明显，这与他们对导致腹部形态糟糕的原因不够了解有密切关系。

腹部脂肪堆积的原因

腹部在日常生活中是极少发力的，如果缺乏针对性的训练动作，并且饮食质量较差，那么腹部脂肪堆积便不可避免。

A. 训练姿势极不标准

腹部训练对于健身爱好者的姿势标准性要求极高，如果训练不得法，那么不仅不会尽快塑造"巧克力腹肌"，更会摧毁你的腰部健康。

B. 饮食控制不力

如果你爱吃一些高脂肪、高油、高盐、高糖、高热量且烹调方式极不健康的食物，如薯条、炸鸡腿、酒精等，那么腹部脂肪堆积过多的现象便不可避免。

C. 久坐不动

即使你有腹部训练习惯，如果你长时间坐着不动弹，那么腹部依旧会涌现出一层层的脂肪。不要认为你每日训练就可以一直坐着，这样会导致你的针对性训练事倍功半。

D. 每餐摄入食物极多

一日多餐是非常健康的饮食习惯。腹部本身是极易堆积脂肪的部位，每顿饭吃的稍多一点儿便会使腹部隆起。如果你每餐都坚持吃到饱，甚至吃到"撑死"的地步，那么你一定无法逃脱腹部局部肥胖的魔掌。

⚓ 缓解腹部脂肪的妙招

一日多餐

✤ 方法

采取一日多餐的饮食方式，每天上午 10 点加餐一次或每天训练后加餐一次。

✤ 价值

- 避免腹部脂肪过多堆积。

- 健康饮食，确保身体在全天内都有一定能量供应。

❖ 局限性

对于健身爱好者分餐摄入营养能力要求极高。

选择正确食物

❖ 方法

多吃容易提高饱腹感的食物，避免暴饮暴食的出现。

❖ 价值

- 避免腹部脂肪过多堆积。
- 避免暴饮暴食的出现。

❖ 局限性

- 需选择正确的、足够提高饱腹感的食物。
- 容易使健身爱好者忽略正餐营养的摄入。

卷 腹

锻炼腹部的基础训练动作。

推荐组数：3 ～ 4 组

每组次数：力竭次数

❖ 方法

仰卧，双手放在耳朵两侧，利用腹直肌上部力量将上半身卷起。

❀ **价值**

- 训练难度较低，方便实行。
- 对腹直肌上部塑形效果极佳。

❀ **注意**

- 不要依赖爆发力完成训练，尽可能使用较慢的速度。
- 确保腰部伸直，避免腰部发力。
- 避免颈部过多发力。
- 避免上半身卷起幅度过高。

- 上半身不用完全回到训练初始姿势即可开始重复练习。

❀ **变通方法**

- 双手向后伸直时，训练难度最大。
- 双手伸直于身体两侧时，训练难度最低。
- 双手交叉于胸前时，训练难度适中。

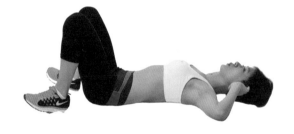

利用腹直肌
上部力量

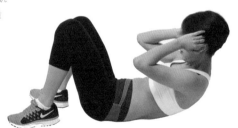

变通
方法

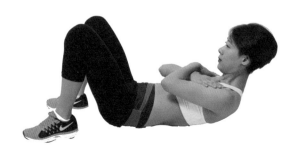

转体卷腹

锻炼腹部的基础训练动作。

推荐组数：3 ～ 4 组

每组次数：力竭次数

❖ 方法

仰卧，双手放在耳朵两侧，利用腹斜肌力量将上半身向一侧卷起。

❖ 价值

- 训练难度较低，方便实行。
- 对腹斜肌塑形效果极佳。

❖ 注意

- 不要依赖爆发力完成训练，尽可能使用较慢的速度。
- 确保腰部伸直，避免腰部发力。
- 避免颈部过多发力。
- 避免上半身卷起幅度过高。
- 上半身不用完全回到训练初始姿势即可开始重复练习。

❖ 变通方法

- 双手向前伸直，训练难度最低。
- 一只手放在耳朵处，另一只手向前伸直，训练难度较低。
- 双腿完全悬空，训练难度最高。

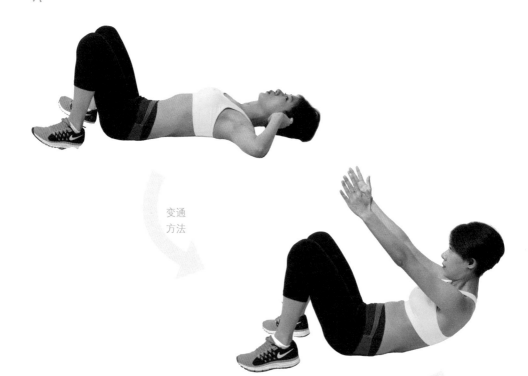

变通
方法

变通
方法

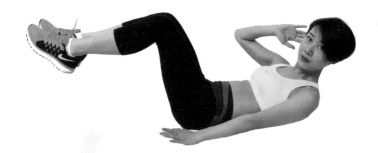

变通
方法

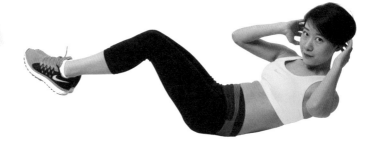

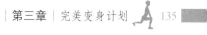

坐姿举腿

锻炼腹部的基础训练动作。

推荐组数：3 ～ 4组

每组次数：力竭次数

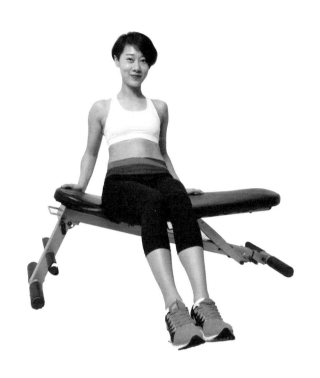

❖ 方法

坐姿，利用腹直肌下部力量将腿部举起。

❖ 价值

- 训练难度较低，方便实行。
- 对腹直肌下部塑形效果更佳。

❖ 注意

- 不要依赖爆发力完成训练，尽可能使用较慢的速度。
- 确保腰部伸直，避免腰部发力。
- 保护大小腿夹角不变。

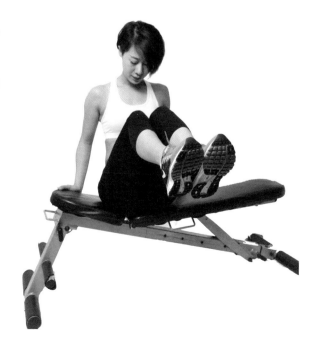

仰卧举腿

锻炼腹部的基础训练动作。

推荐组数：3～4组

每组次数：力竭次数

✤ 方法

仰卧，利用腹直肌下部力量将双腿部举起。

✤ 价值

● 训练难度较低，方便实行。

● 对腹直肌下部塑形效果更佳。

✤ 注意

● 不要依赖爆发力完成训练，
  尽可能使用较慢的速度。

● 确保腰部伸直，避免腰
  部发力。

● 保护大小腿夹角不变。

✤ 变通方法

采取轮流举起一条腿的训练
方法，对于肌肉刺激更好。

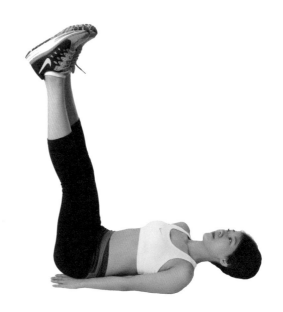

平板支撑

锻炼腹部的基础训练动作。

推荐组数：3 ～ 4 组

每组次数：最长时间

❖ 方法

俯卧撑起身体，上半身与地面平行。

❖ 价值

- 训练难度较低，方便实行。
- 对腹部塑形效果极佳。

❖ 注意

- 确保腰部伸直，避免腰部发力。
- 在瑜伽垫上训练，避免关节疼痛。
- 低头，避免颈部持续疲劳。

❖ 局限性

容易使身体除腹部肌肉外，其余各部位同时产生明显疲劳感。

❖ 变通方法

- 双手支撑在一个固体物上进行练习，训练难度最大。
- 双手撑起身体，训练难度较低。
- 双手撑起身体并向后移臀部，训练难度最低。

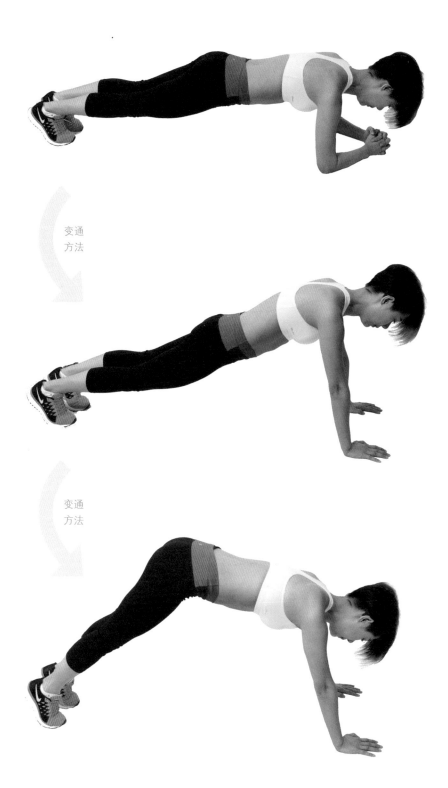

变通
方法

变通
方法

侧平板支撑

锻炼腹部的基础训练动作。

推荐组数：3 ～ 4 组

每组次数：最长时间

❖ 方法

侧俯卧撑起身体，上半身与地面呈 30° ～ 45° 角。

❖ 价值

- 训练难度较低，方便实行。
- 对侧腹部塑形效果极佳。

❖ 注意

- 确保腰部伸直，避免腰部发力。
- 在瑜伽垫上训练，避免关节疼痛。

❖ 局限性

容易使身体除腹部肌肉外，其余各部位同时产生明显疲劳感。

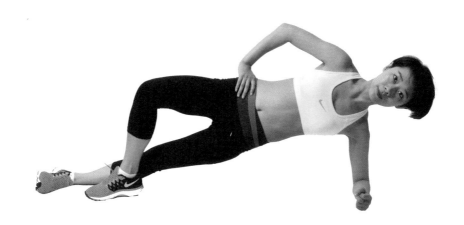

空中自行车

锻炼腹部的进阶训练动作。

推荐组数：3～4组

每组次数：力竭次数

❖ 方法

仰卧于瑜伽垫上，双腿向上举起，保持一个固定位置后在空中模仿骑自行车时的姿势进行练习。

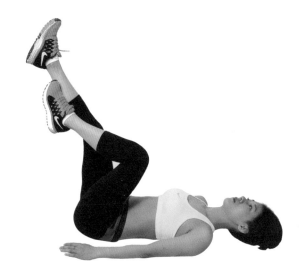

❖ 价值

- 对下腹部塑形效果极佳。
- 可以带来一定的训练乐趣。

❖ 注意

- 不要依赖爆发力完成训练，尽可能使用较慢的速度。
- 确保腰部伸直，避免腰部发力。
- 保持臀部位置固定不变。

❖ 局限性

训练难度较高，不适宜女性与初级健身爱好者。

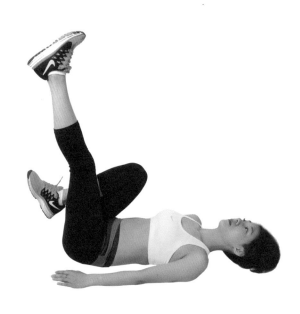

竖　腿

锻炼腹部的进阶训练动作。

推荐组数：3 ～ 4组

每组次数：力竭次数

❖ 方法

仰卧在瑜伽垫上，双腿并拢，举起至与地面垂直的位置。利用腹直肌的力量将腿部沿垂直方向向上运动。

❖ 价值

对下腹部塑形效果极佳。

❖ 注意

- 不要依赖爆发力完成训练，尽可能使用较慢的速度。
- 确保腰部伸直，避免腰部发力。
- 尽可能使腿部伸直。
- 双手向后抓住一个固体，可以避免身体向后移动。

❖ 局限性

训练难度较高，不适宜女性与初级健身爱好者。

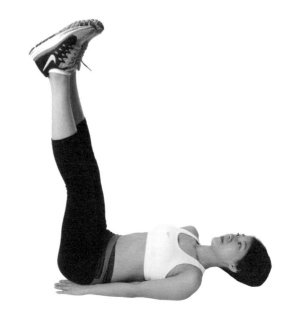

屈膝两头起

锻炼腹部的进阶训练动作。

推荐组数：3 ～ 4 组

每组次数：力竭次数

✤ 价值

- 对腹部塑形效果较佳。
- 同时刺激腹上部与腹下部，训练效率极高。
- 相比普通两头起训练难度较低。

✤ 注意

- 不要依赖爆发力完成训练，尽可能使用较慢的速度。
- 确保腰部伸直，避免腰部发力。
- 使双腿与双手在与地面垂直的位置相互接触。
- 不要借助腿部下落的惯性进行练习。

✤ 方法

仰卧在瑜伽垫上，双腿弯曲并拢且双手向后伸直，同时利用腹直肌上部与下部力量同时举起双手与双腿，至相互接触为止。

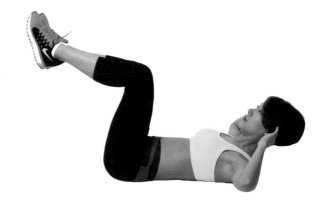

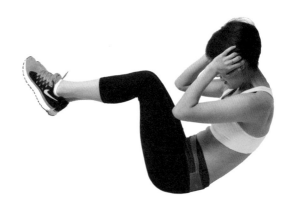

腹式呼吸

锻炼腹部的进阶训练动作。

推荐组数：3 ～ 4 组

每组次数：30 ～ 50 次

✤ 方法

坐姿，用腹部进行呼吸，同时保持胸腔不变。

✤ 价值

- 训练难度极低，便于实行。
- 一定程度缓解内脏脂肪堆积过多的现象。

✤ 注意

- 保证一定的呼吸次数，否则不足以摧毁内脏脂肪。
- 不要穿过紧的衣服，避免压迫腹部。
- 确保训练时空气的正常流通。

✤ 变通方法

- 仰卧在地面进行练习。
- 站姿进行练习。

🧘 腹部塑形的注意事项

A. 保持腰部伸直

在腹部训练时，你的背部可以适当弯曲，但是腰部一定要保持伸直。否则腰椎便会持续受到强烈的刺激，腰部肌肉的劳损现象自然无法避免。

B. 不要双手抱住颈部

理想的训练姿势是采取双手扶在耳朵两侧、双手向后伸直、双手抱胸或双手自然向前伸直。双手抱住颈部的方法会使颈椎处于极高的受伤风险中。

C. 尽量避免腿部被固定

很多健身爱好者喜欢在卷腹或仰卧起坐训练中固定住自己的双脚，以便可以完成更多次的重复练习。但这种姿势却会引发屈髋肌群大量参与到训练中，减少腹部肌群的发力比例，进而影响对于腹部的塑形能力。

D. 谨慎使用负荷

如果你的目标只是想减掉腹部堆积的脂肪，而不是练出高人一等的力量或健美冠军般的腹肌，那么我们不建议健身爱好者在练习时使用负荷。后者会容易导致你的腰椎或颈椎受到伤病侵袭。

E. 慢速训练

因为腹肌训练往往需要安排较多的训练次数，所以容易导致健身爱好者采用身体惯性快速完成练习。这里我们建议训练者采用慢速训练，只有这种方法才可以针对腹部脂肪进行集中轰炸，尽快改善腹部形态。

⚓ 训练计划

男 生 初 级 版

为期 4 周，适合腹部局部肥胖严重且毫无训练经验的男性健身爱好者。在执行这份计划 4 周后可以进入到进阶版训练计划。

训练周期：4 周

训练方法：无氧训练为核心

训练次数：每周 5 次

第一天

卷腹

4 组，每组力竭

仰卧起坐

4 组，每组力竭

转体卷腹

4 组，每组力竭

跪姿俯卧撑

4 组，每组力竭

重物划船

4 组，每组 15 ～ 20 个

第二天

跑步

3000 米，1 次

水瓶交替弯举

4 组，每组 15 ～ 20 个

双臂屈伸

4 组，每组力竭

臀桥

4 组，每组 15 ～ 20 个

第三天

转体卷腹

4 组，每组力竭

体侧屈

4 组，每组力竭

平板支撑

4 组，每组最长时间

跪姿俯卧撑

4 组，每组力竭

重物划船

4 组，每组 15 ～ 20 个

第四天

跑步

3000 米，1 次

水瓶交替弯举

4 组，每组 15 ～ 20 个

双臂屈伸

4 组，每组力竭

臀桥

4 组，每组 15 ～ 20 个

第五天

仰卧起坐

4 组，每组力竭

屈膝两头起

4 组，每组力竭

侧平板支撑

4 组，每组最长时间

跪姿俯卧撑

4 组，每组力竭

重物划船

4 组，每组 15 ～ 20 个

注 意

＊ 保护腰部健康。

＊ 如果有游泳条件，那么可以使用 1500 米游泳替代 3000 米跑。

男 生 进 阶 版

为期 4 周，适合腹部局部肥胖较严重且有一定训练经验的男性健身爱好者。在执行这份计划 4 周后可以进入到高级版训练计划。

训练周期：4 周

训练方法：无氧训练为核心

训练次数：每周 5 次

第一天

卷腹

4 组，每组力竭

仰卧起坐

4 组，每组力竭

转体卷腹

4 组，每组力竭

平板支撑

4 组，每组最长时间

俯卧撑

4 组，每组力竭

重物划船

4 组，每组 15 ～ 20 个

第二天

跑步

5000 米，1 次

水瓶交替弯举

4 组，每组 15 ～ 20 个

双臂屈伸

4 组，每组力竭

孤立臀桥

4 组，每组 15 ～ 20 个

第三天

转体卷腹

4 组，每组力竭

体侧屈

4 组，每组力竭

侧平板支撑

4 组，每组最长时间

悬垂转体卷腹

4 组，每组力竭

俯卧撑

4 组，每组力竭

重物划船

4 组，每组 15 ～ 20 个

第四天

跑步

5000 米，1 次

水瓶交替弯举

4 组，每组 15 ～ 20 个

双臂屈伸

4 组，每组力竭

孤立臀桥

4 组，每组 15 ～ 20 个

第五天

仰卧起坐

4 组，每组力竭

屈膝两头起

4 组，每组力竭

侧平板支撑

4 组，每组最长时间

仰卧举腿

4 组，每组力竭

俯卧撑

4 组，每组力竭

重物划船

4 组，每组 15 ～ 20 个

注·意

* 保护腰部健康。

* 如果有游泳条件，那么可以使用 3000 米游泳替代 5000 米跑。

男·生·高·级·版

为期 4 周，适合有一定训练经验，希望塑造完美"人鱼线"的男性健身爱好者。

训练周期：4 周

训练方法：无氧训练为核心

训练次数：每周 5 次

第一天

悬垂转体卷腹

4 组，每组力竭

转体卷腹

4 组，每组力竭

体侧屈

4 组，每组力竭

侧平板支撑

4 组，每组最长时间

俯卧撑

4 组，每组力竭

重物划船

4 组，每组 15 ～ 20 个

第二天

跑步

3000 米，2 组 1 次

水瓶弯举

4 组，每组 15 ～ 20 个

双臂屈伸

4 组，每组力竭

孤立臀桥

4 组，每组 15 ～ 20 个

箭步蹲

4 组，每组 15 ～ 20 个

第三天

仰卧举腿

4 组，每组力竭

坐姿举腿

4 组，每组力竭

平板支撑

4 组，每组最长时间

两头起

4 组，每组力竭

俯卧撑

4 组，每组力竭

重物划船

4 组，每组 15 ～ 20 个

第四天

跑步

3000 米，2 组 1 次

水瓶弯举

4 组，每组 15 ～ 20 个

双臂屈伸

4 组，每组力竭

孤立臀桥

4 组，每组 15 ～ 20 个

箭步蹲

4 组，每组 15 ～ 20 个

第五天

毛巾健腹轮

4 组，每组力竭

转体卷腹

4 组，每组力竭

侧平板支撑

4 组，每组最长时间

卷腹

4 组，每组力竭

俯卧撑

4 组，每组力竭

重物划船

4 组，每组 15 ～ 20 个

注·意

* 保护腰部健康。

* 如果有游泳条件，那么可以使用 1500 米游泳替代 3000 米跑。

女·生·初·级·版

为期 4 周，适合腹部局部肥胖严重且毫无腹部训练经验的女性健身爱好者。在执行这份计划 4 周后可以进入到进阶版训练计划。

训练周期：4 周

训练方法：无氧训练为核心

训练次数：每周 5 次

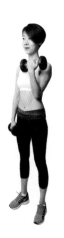

第一天

卷腹

4 组，每组力竭

坐姿举腿

4 组，每组力竭

平板支撑

4 组，每组最长时间

跪姿俯卧撑

4 组，每组力竭

水瓶交替弯举

4 组，每组 15 ～ 20 个

第二天

跑步

1500 米，2 组 1 次

重物划船

4 组，每组 15 ～ 20 个

臀桥

4 组，每组力竭

第三天

坐姿举腿

4 组，每组力竭

仰卧举腿

4 组，每组力竭

侧平板支撑

4 组，每组最长时间

跪姿俯卧撑

4 组，每组力竭

水瓶交替弯举

4 组，每组 15 ～ 20 个

第四天

跑步

1500 米，2 组 1 次

重物划船

4 组，每组 15 ～ 20 个

臀桥

4 组，每组力竭

第五天

坐姿举腿

4 组，每组力竭

空中自行车

4 组，每组力竭

平板支撑

4 组，每组最长时间

跪姿俯卧撑

4 组，每组力竭

水瓶交替弯举

4 组，每组 15 ～ 20 个

注 意

* 保持腰部健康。

* 如果有游泳条件，那么可以采用 750 米游泳替代 1500 米跑。

* 女性在月经时请停止锻炼，一个星期后再继续练习。

女 生 进 阶 版

　　为期 4 周，适合腹部局部肥胖较严重且有一定腹部训练经验的女性健身爱好者。在执行这份计划 4 周后可以进入到高级版训练计划。

训练周期：4 周

训练方法：无氧训练为核心

训练次数：每周 5 次

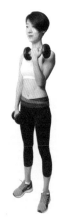

第一天

卷腹

4 组，每组力竭

坐姿举腿

4 组，每组力竭

仰卧举腿

4 组，每组力竭

平板支撑

4 组，每组最长时间

跪姿俯卧撑

4 组，每组力竭

水瓶交替弯举

4 组，每组 15 ～ 20 个

水瓶孤立弯举

4 组，每组 15 ～ 20 个

第二天

跑步

3000 米，1 组 1 次

重物划船

4 组，每组 15 ～ 20 个

臀桥

4 组，每组力竭

箭步蹲

4 组，每组 15 ～ 20 个

第三天

坐姿举腿

4 组，每组力竭

仰卧举腿

4 组，每组力竭

屈膝两头起

4 组，每组力竭

侧平板支撑

4 组，每组最长时间

跪姿俯卧撑

4 组，每组力竭

水瓶交替弯举

4 组，每组 15 ～ 20 个

水瓶孤立弯举

4 组，每组 15 ～ 20 个

第四天

跑步

3000 米，1 组 1 次

重物划船

4 组，每组 15 ～ 20 个

臀桥

4 组，每组力竭

箭步蹲

4 组，每组 15 ～ 20 个

第五天

坐姿举腿

4 组，每组力竭

空中自行车

4 组，每组力竭

卷腹

4 组，每组力竭

平板支撑

4 组，每组最长时间

跪姿俯卧撑

4 组，每组力竭

水瓶交替弯举

4 组，每组 15 ～ 20 个

水瓶孤立弯举

4 组，每组 15 ～ 20 个

注 意

* 保持腰部健康。

* 如果有游泳条件，那么可以采用 1500 米游泳替代 3000 米跑。

* 女性在月经时请停止锻炼，一个星期后再继续练习。

女 生 高 级 版

为期 4 周，适合有一定腹部训练经验且希望塑造性感马甲线的女性健身爱好者。

训练周期：4 周

训练方法：无氧训练为核心

训练次数：每周 5 次

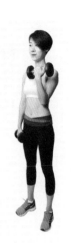

第一天

仰卧举腿

4 组，每组力竭

坐姿举腿

4 组，每组力竭

屈膝两头起

4 组，每组力竭

平板支撑

4 组，每组最长时间

俯卧撑

4 组，每组力竭

水瓶交替弯举

4 组，每组 15 ～ 20 个

水瓶孤立弯举

4 组，每组 15 ～ 20 个

第二天

跑步

5000 米，1 组 1 次

重物划船

4 组，每组 15 ～ 20 个

臀桥

4 组，每组力竭

箭步蹲

4 组，每组 15 ～ 20 个

双臂屈伸

4 组，每组力竭

第三天

坐姿举腿

4 组，每组力竭

仰卧举腿

4 组，每组力竭

空中自行车

4 组，每组力竭

侧平板支撑

4 组，每组最长时间

俯卧撑

4 组，每组力竭

水瓶交替弯举

4 组，每组 15 ～ 20 个

水瓶孤立弯举

4 组，每组 15 ～ 20 个

第四天

跑步

5000 米，1 组 1 次

重物划船

4 组，每组 15 ～ 20 个

臀桥

4 组，每组力竭

箭步蹲

4 组，每组 15 ～ 20 个

双臂屈伸

4 组，每组力竭

第五天

仰卧举腿

4 组，每组力竭

空中自行车

4 组，每组力竭

坐姿举腿

4 组，每组力竭

平板支撑

4 组，每组最长时间

俯卧撑

4 组，每组力竭

水瓶交替弯举

4 组，每组 15 ～ 20 个

水瓶孤立弯举

4 组，每组 15 ～ 20 个

注 意

* 保持腰部健康。

* 如果有游泳条件，那么可以采用 3000 米游泳替代 5000 米跑。

* 女性在月经时请停止锻炼，一个星期后再继续练习。

7. 完美"翘臀"

虽然一定的臀部围度是十分重要的，但也要明白这并不意味着臀部可以堆积大量的脂肪。因为人体只要处于行走状态，便必须依赖臀部的发力。所以臀部的脂肪堆积往往代表着极不健康的生活习惯。此外，对于许多女性健身爱好者而言，拥有一个翘臀几乎是她们每个人的梦想。但是她们在练习时却出现臀部形态没有丝毫变化、大腿一直变粗的现象，这究竟是为什么呢？

臀部脂肪堆积的原因

如果你平时不爱运动，喜欢坐着，依赖各种交通工具。那么你的臀部便有很大可能堆积厚厚的脂肪。此外，对于女性健身爱好者而言，运动较少并非是导致臀部脂肪堆积的唯一原因，其独特的生理特点也极其容易使臀部覆盖厚厚的脂肪。

A. 缺乏运动

前文已经提及，如果你是久坐族，那么自然无法避免臀部堆积过多的脂肪。

B. 选取训练动作有严重局限性

臀部与腿部、腹部都是邻居，在训练时极易出现所选动作与训练目标不相符的情况。例如本来的目标是希望改善臀部，却给予腿部肌肉大量的刺激，这与健身爱好者自身对于训练基础知识掌握不牢有密切关系。

C. 女性特点

女性健身爱好者受月经的影响，每月总有几天疼痛难忍，不仅无法进行正常的训练，甚至连走路都十分困难。如果再不注重对臀部的练习，那便更加无法逃脱脂肪堆积的魔掌了。

🔻 缓解臀部脂肪的妙招

臀　桥

锻炼臀部的基础训练动作。

推荐组数：3 ～ 4 组

每组次数：力竭次数

❖ 方法

仰卧，臀部发力将身体向上顶，直至成为一个拱形然后放松。

❖ 价值

- 训练难度较低，方便实行。
- 对臀部与股直肌有一定刺激。

❖ 注意

- 不要依赖爆发力完成训练，尽可能使用较慢的速度。
- 臀部发力而非腰部发力完成训练。
- 避免上半身晃动。
- 臀部不用完全回到训练初始姿势即可开始重复练习。

❖ 局限性

训练难度与强度极低，不适宜男性健身爱好者选用。

❖ 变通方法

- 在小腹部放置一定重量的负荷，进行负重练习。
- 使用单腿练习法，提高肌肉训练感觉。

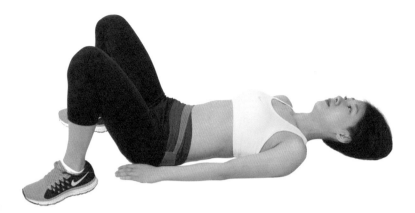

臀部
发力

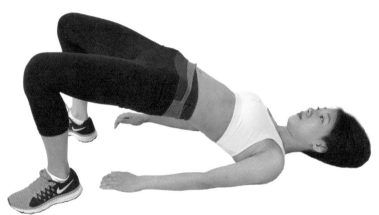

变通
方法

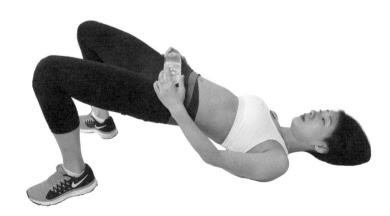

孤立臀桥

锻炼臀部的基础训练动作。

推荐组数：3～4组

每组次数：力竭次数

❖ 方法

仰卧于训练椅上，背部悬空，臀部发力将身体向上顶，直至成为一个拱形然后放松。

❖ 价值

- 对臀部孤立刺激效果好于臀桥。
- 对臀部与股直肌有一定刺激。

❖ 注意

- 不要依赖爆发力完成训练，尽可能使用较慢的速度。
- 臀部发力而非腰部发力完成训练。
- 臀部不用完全回到训练初始姿势即可开始重复练习。

❖ 局限性

存在一定的训练难度，不适宜初级健身爱好者选用。

❖ 变通方法

- 在小腹部放置一定重量的负荷，进行负重练习。
- 使用单腿练习法，提高肌肉训练感觉。

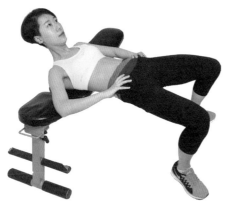

背部悬空
臀部发力

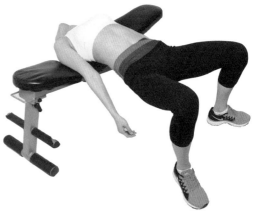

变通方法

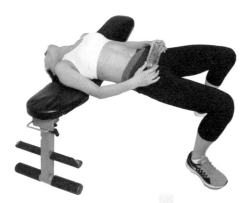

变通方法

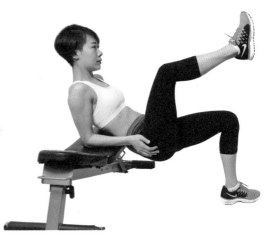

屈腿硬拉

锻炼臀部的基础训练动作。

推荐组数：3 ～ 4 组

每组次数：8 ～ 12 次

❀ **方法**

双腿分开站立，与肩同宽。双手伸直于身体两侧，握住重物。利用臀部与腿部
力量发力将重物拉起。

❀ **价值**

● 训练难度较低，方便实行。

● 对臀部与腿部肌群有一定刺激。

● 训练综合价值极高。

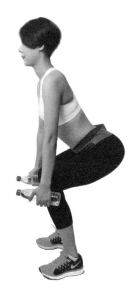
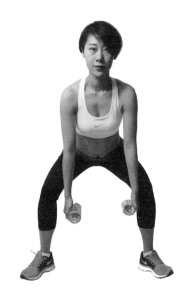

❖ 注意

- 不要依赖爆发力完成训练，尽可能使用较慢的速度。
- 臀部与腿部发力而非腰部发力完成训练。
- 避免手臂出现屈伸发力现象。
- 确保膝盖与脚尖发力方向一致。
- 保持腰部完全伸直。

❖ 局限性

训练难度较高，初级训练者应当从轻重量甚至无负荷训练做起。

❖ 变通方法

双腿分开距离更大，双手与双腿中间握住重物，进行相扑式硬拉。相比普通屈腿硬拉，前者对于臀部与腿部的刺激更大，但是对于股二头肌（大腿后侧）刺激较小。

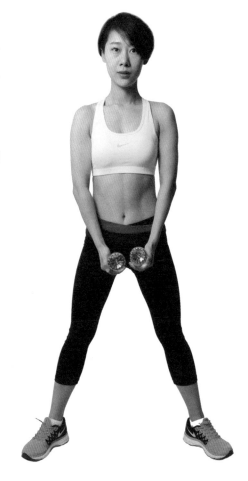

直腿硬拉

锻炼臀部的进阶训练动作。

推荐组数：3 ～ 4 组

每组次数：8 ～ 12 次

✤ 方法

双腿分开站立，与肩同宽。双手伸直于身体两侧，握住重物。利用臀部与腿部

力量发力将重物拉起，保持腿部全过程尽可能伸直。

✤ 价值

- 对臀部与腿部肌群有一定刺激。
- 训练综合价值极高。
- 对于大腿后侧刺激效果更佳。

✤ 注意

- 不要依赖爆发力完成训练，尽可能使用较慢的速度。
- 臀部与腿部发力而非腰部发力完成训练。
- 避免手臂出现屈伸发力现象。
- 确保膝盖与脚尖发力方向一致。
- 保持腰部完全伸直。
- 保持腿部全过程尽可能伸直。

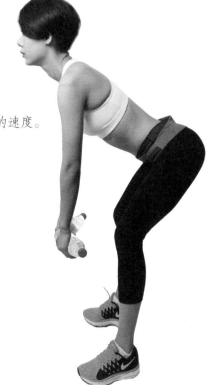

✤ 局限性

训练难度较高，初级训练者应当从轻重量甚

至无负荷训练做起，否则容易损伤腰椎。

后踢腿

锻炼臀部的基础训练动作。

推荐组数：3 ～ 4 组

每组次数：力竭次数

❖ 方法

站姿，利用臀部力量向后踢腿，尽可能保持腿部伸直。

❖ 价值

- 训练难度极低，便于实行。
- 对臀部刺激度强。

❖ 注意

- 不要依赖爆发力完成训练，尽可能使用较慢的速度。
- 臀部与腿部发力而非腰部发力完成训练。
- 避免后踢腿幅度过大。
- 避免腿部下落时靠惯性完成练习。

❖ 局限性

训练难度极低，一旦训练幅度过大，容易引发关节受伤。

❖ 变通方法

- 在脚踝处绑沙袋，增加训练难度。
- 使用专业臀屈伸训练器械，刺激效果更佳。

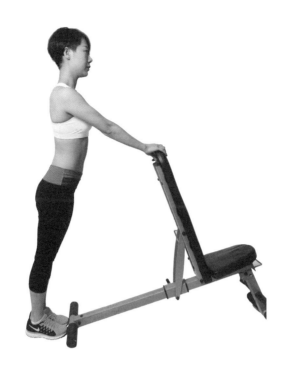

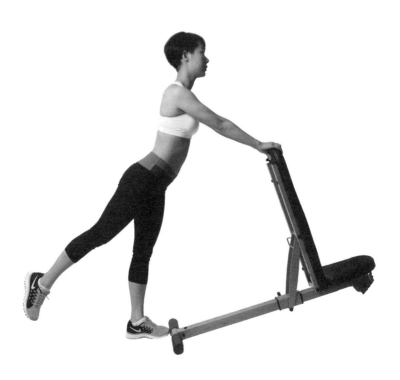

箭步走

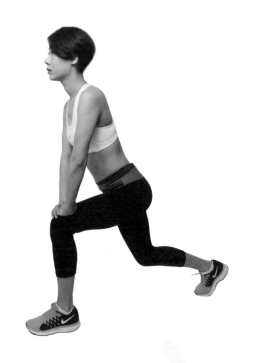

锻炼臀部的基础训练动作。

推荐组数：3 ～ 4 组

每组次数：按米数计算

❖ **方法**

> 进行连贯的弓箭步走练习。

❖ **价值**

- 训练难度较低，便于实行。
- 持续刺激臀部效果优秀。
- 对于下肢所有肌肉都有一定锻炼价值。

变通方法

❖ **注意**

- 不要依赖爆发力完成训练，尽可能使用较慢的速度。
- 确保训练连贯性。
- 保持身体平衡。

❖ **局限性**

- 训练路程过长容易导致关节受损。

❖ **变通方法**

- 在脚踝处绑沙袋，增加训练难度。
- 双手持重物进行练习，增加训练负荷。

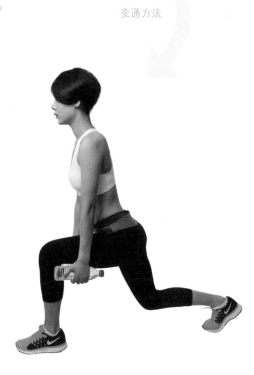

臀部塑形的注意事项

A. 保持腰部伸直

与腹部一样，在臀部练习中一定要保持腰部伸直，否则极易导致后者的基本健康严重受损。训练时的发力点应当是臀部，绝非腰部。

B. 学会臀部发力

如果你不会臀部发力，那么不仅无法很好地完成臀部塑形的基本目标，更没办法成为一个具备运动能力的健身爱好者，特别是对于那些有具体比赛需求的男生而言更是如此。这里我们建议健身爱好者可以采取一种对比法感受臀部的发力状况：在走路时保持大腿与小腿完全伸直，但你依旧可以向前行走，因为此时臀部的发力起到了重要作用。

C. 不要让大腿过于疲劳

如果在臀部塑形时大腿的疲劳度远超于臀部疲劳，那就意味着你的臀部没有真正参与到训练中，甚至训练动作选择与自身目标大相径庭。如此一来便会导致健身爱好者在做无用功，出现许多女生都容易走入的一个误区：即塑造翘臀往往使得大腿变得越来越粗壮。

不过，这里一定要明白一个问题，即臀部训练往往离不开大腿的力量贡献。只是我们要明白不能使大腿的发力比例超过臀部，否则你的翘臀愿望便是空中楼阁。

D. 拉伸十分重要

在臀部训练时主要发力的部位为腿部与臀部，但一定不能忽略在臀

部练习时腰部往往受到较强烈的刺激。如果你在练习后不进行针对腰部
与臀部的拉伸放松，那么便会使腰部长期处于受伤风险中。

训练计划

—— 男 生 初 级 版 ——

为期 4 周，适合生活习惯较差且毫无臀部训练经验的男性健身爱好者。
在执行这份计划 4 周后可以进入到进阶版训练计划。

训练周期：4 周

训练方法：无氧训练为核心

训练次数：每周 5 次

第一天

臀桥

4 组，每组 8 ～ 12 个

孤立臀桥

4 组，每组 8 ～ 12 个

单腿臀桥

4 组，每组 8 ～ 12 个

箭步走

4 组，每组 100 米

卷腹

4 组，每组力竭

转体卷腹

4 组，每组力竭

第二天

跑步

3000 米，1 次

跪姿俯卧撑

4 组，每组力竭

重物划船

4 组，每组 15 ～ 20 个

第三天

臀桥

4 组，每组 8 ～ 12 个

孤立臀桥

4 组，每组 8 ～ 12 个

单腿臀桥

4 组，每组 8 ～ 12 个

箭步走

4 组，每组 100 米

卷腹

4 组，每组力竭

转体卷腹

4 组，每组力竭

第四天

跑步

3000 米，1 次

跪姿俯卧撑

4 组，每组力竭

重物划船

4 组，每组 15 ～ 20 个

第五天

臀桥

4 组，每组 8 ～ 12 个

孤立臀桥

4 组，每组 8 ～ 12 个

单腿臀桥

4 组，每组 8 ～ 12 个

箭步走

4 组，每组 100 米

卷腹

4 组，每组力竭

转体卷腹

4 组，每组力竭

注 意

* 保护腰部健康。

* 如果有游泳条件，那么可以使用 1500 米游泳替代 3000 米跑。

男 生 进 阶 版

为期 4 周，适合生活习惯较差且具备一定臀部训练经验的男性健身爱好者。在执行这份计划 4 周后可以进入到高级版训练计划。

训练周期：4 周

训练方法：无氧训练为核心

训练次数：每周 5 次

第一天

臀桥

4 组，每组 15 ～ 20 个

单腿臀桥

4 组，每组 15 ～ 20 个

箭步走

4 组，每组 100 米

卷腹

4 组，每组力竭

转体卷腹

4 组，每组力竭

仰卧起坐

4 组，每组力竭

第二天

跑步

5000 米，1 次

俯卧撑

4 组，每组力竭

重物划船

4 组，每组 15 ～ 20 个

水瓶弯举

4 组，每组 15 ～ 20 个

第三天

臀桥

4 组，每组 15 ～ 20 个

单腿臀桥

4 组，每组 15 ～ 20 个

箭步走

4 组，每组 100 米

卷腹

4 组，每组力竭

转体卷腹

4 组，每组力竭

仰卧起坐

4 组，每组力竭

第四天

跑步

5000 米，1 次

俯卧撑

4 组，每组力竭

重物划船

4 组，每组 15 ～ 20 个

水瓶弯举

4 组，每组 15 ～ 20 个

第五天

臀桥

4 组，每组 15 ～ 20 个

单腿臀桥

4 组，每组 15 ～ 20 个

箭步走

4 组，每组 100 米

卷腹

4 组，每组力竭

转体卷腹

4 组，每组力竭

仰卧起坐

4 组，每组力竭

注 · 意

＊ 保护腰部健康。

＊ 如果有游泳条件，那么可以使用 3000 米游泳替代 5000 米跑。

男 生 高 级 版

为期 4 周，适合渴望获得翘臀且拥有一定运动能力的男性健身爱好者。

训练周期：4 周

训练方法：无氧训练为核心

训练次数：每周 5 次

第一天

负重臀桥

4 组，每组力竭

单腿臀桥

4 组，每组力竭

箭步走

4 组，每组 150 米

卷腹

3 组，每组力竭

转体卷腹

3 组，每组力竭

仰卧起坐

3 组，每组力竭

侧平板支撑

3 组，每组最长时间

第二天

跑步

3000 米，2 组 1 次

俯卧撑

4 组，每组力竭

重物划船

4 组，每组 15 ～ 20 个

双臂屈伸

4 组，每组力竭

水瓶弯举

4 组，每组 15 ～ 20 个

第三天

负重臀桥

4 组，每组力竭

单腿臀桥

4 组，每组力竭

箭步走

4 组，每组 150 米

卷腹

3 组，每组力竭

转体卷腹

3 组，每组力竭

仰卧起坐

3 组，每组力竭

侧平板支撑

3 组，每组最长时间

第四天

跑步

3000 米，2 组 1 次

俯卧撑

4 组，每组力竭

重物划船

4 组，每组 15 ～ 20 个

双臂屈伸

4 组，每组力竭

水瓶弯举

4 组，每组 15 ～ 20 个

第五天

负重臀桥

4 组，每组力竭

单腿臀桥

4 组，每组力竭

箭步走

4 组，每组 150 米

卷腹

3 组，每组力竭

转体卷腹

3 组，每组力竭

仰卧起坐

3 组，每组力竭

侧平板支撑

3 组，每组最长时间

注 意

* 保护腰部健康。

* 如果有游泳条件，那么可以用 3000 米游泳替代 3000 米跑。

女 生 初 级 版

为期 4 周，适合生活习惯较差且毫无臀部训练经验的女性健身爱好者。
在执行这份计划 4 周后可以进入到进阶版训练计划。

训练周期：4 周

训练方法：无氧训练为核心

训练次数：每周 5 次

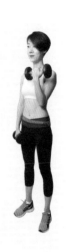

第一天

臀桥
4 组，每组力竭

单腿臀桥
4 组，每组力竭

箭步走
4 组，每组 100 米

卷腹
4 组，每组力竭

坐姿举腿
4 组，每组力竭

第二天

跑步
1500 米，2 组 1 次

跪姿俯卧撑
4 组，每组力竭

双臂屈伸
4 组，每组力竭

第三天

臀桥
4 组，每组力竭

单腿臀桥
4 组，每组力竭

箭步走
4 组，每组 100 米

卷腹
4 组，每组力竭

坐姿举腿
4 组，每组力竭

第四天

跑步
1500 米，2 组 1 次

跪姿俯卧撑
4 组，每组力竭

双臂屈伸
4 组，每组力竭

第五天

臀桥
4 组，每组力竭

单腿臀桥
4 组，每组力竭

箭步走
4 组，每组 100 米

卷腹
4 组，每组力竭

坐姿举腿
4 组，每组力竭

注 · 意

* 保持腰部健康。

* 如果有游泳条件，那么可以采用 750 米游泳替代 1500 米跑。

* 女性在月经时请停止锻炼，一个星期后再继续练习。

女 生 进 阶 版

为期 4 周，适合生活习惯较差且有一定臀部训练经验的女性健身爱好者。在执行这份计划 4 周后可以进入到高级版训练计划。

训练周期：4 周

训练方法：无氧训练为核心

训练次数：每周 5 次

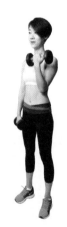

第一天

臀桥
4 组，每组力竭

单腿臀桥
4 组，每组力竭

孤立臀桥
4 组，每组力竭

箭步走
4 组，每组 100 米

坐姿举腿
4 组，每组力竭

平板支撑
4 组，每组最长时间

第二天

跑步
3000 米，1 组 1 次

跪姿俯卧撑
4 组，每组力竭

双臂屈伸
4 组，每组力竭

重物划船
4 组，每组 15 ～ 20 个

第三天

臀桥

4 组，每组力竭

单腿臀桥

4 组，每组力竭

孤立臀桥

4 组，每组力竭

箭步走

4 组，每组 100 米

坐姿举腿

4 组，每组力竭

平板支撑

4 组，每组最长时间

第四天

跑步

3000 米，1 组 1 次

跪姿俯卧撑

4 组，每组力竭

双臂屈伸

4 组，每组力竭

重物划船

4 组，每组 15 ～ 20 个

第五天

臀桥

4 组，每组力竭

单腿臀桥

4 组，每组力竭

孤立臀桥

4 组，每组力竭

箭步走

4 组，每组 100 米

坐姿举腿

4 组，每组力竭

平板支撑

4 组，每组最长时间

注 意

＊保持腰部健康。

＊如果有游泳条件，那么可以采用 1000 米游泳替代 3000 米跑。

＊女性在月经时请停止锻炼，一个星期后再继续练习。

女 生 高 级 版

为期4周，适合具备一定臀部训练经验且渴望塑造翘臀的女性健身爱好者。

训练周期：4 周

训练方法：无氧训练为核心

训练次数：每周 5 次

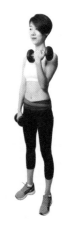

第一天

重物硬拉

4 组，每组 15 ～ 20 个

臀桥

4 组，每组力竭

单腿臀桥

4 组，每组力竭

后踢腿

4 组，每组力竭

箭步走

4 组，每组 150 米

坐姿举腿

3 组，每组力竭

平板支撑

3 组，每组最长时间

卷腹

3 组，每组力竭

第二天

跑步

5000 米，1 组 1 次

跪姿俯卧撑

4 组，每组力竭

双臂屈伸

4 组，每组力竭

重物划船

4 组，每组 15 ～ 20 个

水瓶交替弯举

4 组，每组 15 ～ 20 个

第三天

重物硬拉

4 组，每组 15 ～ 20 个

臀桥

4 组，每组力竭

单腿臀桥

4 组，每组力竭

后踢腿

4 组，每组力竭

箭步走

4 组，每组 150 米

坐姿举腿

3 组，每组力竭

平板支撑

3 组，每组最长时间

卷腹

3 组，每组力竭

第四天

跑步

5000 米，1 组 1 次

跪姿俯卧撑

4 组，每组力竭

双臂屈伸

4 组，每组力竭

重物划船

4 组，每组 15～20 个

水瓶交替弯举

4 组，每组 15～20 个

第五天

重物硬拉

4 组，每组 15～20 个

臀桥

4 组，每组力竭

单腿臀桥

4 组，每组力竭

后踢腿

4 组，每组力竭

箭步走

4 组，每组 150 米

坐姿举腿

3 组，每组力竭

平板支撑

3 组，每组最长时间

卷腹

3 组，每组力竭

注 意

＊保持腰部健康。

＊如果有游泳条件，那么可以采用 3000 米游泳替代 5000 米跑。

＊女性在月经时请停止锻炼，待一个星期后再继续练习。

8. 塑造"美腿"

与手臂类似，在攻克腿部脂肪堆积时可以将其划分为三个部位：股四头肌（大腿前侧）、腘绳肌（大腿后侧）与小腿三头肌（小腿）。因为其各自在日常生活中的活动比例不同，所以各自造成局部脂肪堆积的概率也不尽相同。

腿部脂肪堆积的原因

对于男性而言，根据其腿部不同部位的活动比例，相应脂肪较容易堆积的部位由高到低的顺序是：小腿三头肌 > 腘绳肌 > 股四头肌。而女生则有明显不同，排列顺序为：小腿三头肌 > 股四头肌 > 腘绳肌。

A. 缺少日常运动

根据前文提到的排列顺序不难发现，在男女腿部的局部脂肪堆积概率上，小腿三头肌都是最容易出现脂肪堆积的，因为这个部位直接决定着腿部是否频繁活动。在日常生活中，我们只要行走或站立，那么便必须依赖小腿三头肌的贡献。这点与前臂肌群最难堆积脂肪的特点恰恰相反，因为人的日常生活很难离开双手，但有的懒人却可以一直躺在床上生活，完全不依赖小腿。相反，股四头肌与腘绳肌并不容易堆积脂肪，特别是在进行针对性的力量训练后，进行局部塑形更是十分容易的事情。

B.   训练动作针对性较差

许多健身爱好者在进行腿部塑形时往往只关注大腿前侧，即股四头肌的形状，却忽略了大腿后侧的腘绳肌。这种畸形发展极易导致膝关节健康受影响。

C.   训练强度不足

一条腿弯举与一条腿屈伸动作便能够完成塑造大腿形状的目标。不过，这两个动作都必须有一定的健身房环境，没有特殊的器械是不足以完成练习的。如果你采取无负重的腿弯举与腿屈伸动作，那么便会导致训练强度严重不足，进而影响对大腿形状的塑造。

D.   训练姿势不标准

这点主要指的是小腿训练，这也是许多女性健身爱好者在渴望获得纤细美腿时迟迟不见效的原因所在。此外，如果不注意小腿训练时的姿势问题，那么不仅不会获得纤细美腿，反而会容易导致膝关节健康出现问题。

🏋 缓解腿部脂肪的妙招

半　蹲

锻炼大腿的基础训练动作。

推荐组数：3～4 组

每组次数：8～12 次

❖ 方法

双腿分开站立，与肩同宽。双手抱住耳朵两侧，屈膝下蹲进行练习，在大腿到达与地面平行位置时停止，然后发力站起。

❖ 价值

- 对臀部与腿部肌群有一定刺激。
- 训练综合价值极高。
- 对于大腿前后侧刺激效果均衡。

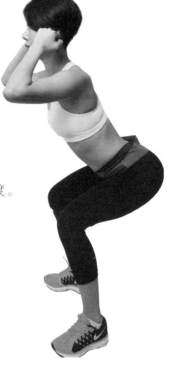

❖ 注意

- 不要依赖爆发力完成训练，尽可能使用较慢的速度。
- 臀部、大腿与小腿共同发力。
- 避免脚后跟跷起现象。
- 确保膝盖与脚尖发力方向一致。
- 保持腰部完全伸直。
- 保持身体重心平衡。

❖ 局限性

对于训练姿势标准性要求极高，健身爱好者应当从徒手深蹲练起，逐渐掌握训练动作。

❖ 变通方法

- 双手伸直于身体两侧进行半蹲，训练难度最低。
- 双手交叉抱于胸前进行半蹲，训练难度适中。
- 减少下蹲幅度，进行浅蹲练习，对于股四头肌刺激更佳。
- 增加下蹲幅度，进行深蹲练习，对于腘绳肌刺激更佳。
- 增加双腿间距离，对于大腿内侧刺激更佳。
- 手持重物进行练习，提高训练强度。

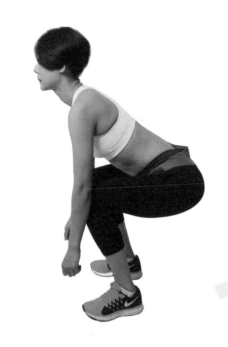

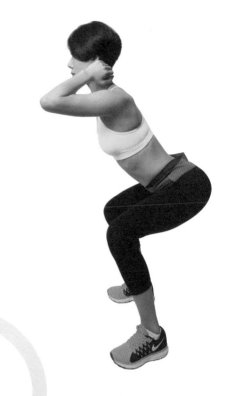

半蹲

变通方法

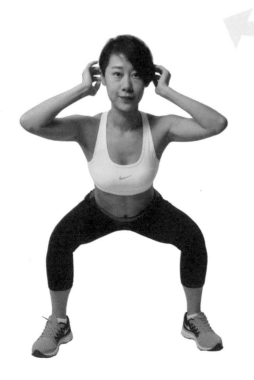

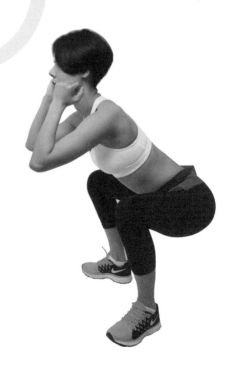

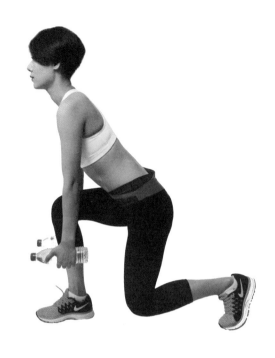

箭步蹲

锻炼腿部的基础训练动作。

推荐组数：3 ～ 4 组

每组次数：8 ～ 12 次

✤ **方法**

进行箭步蹲训练，而非箭步走练习。

✤ **价值**

- 对臀部与腿部肌群刺激较均衡。
- 训练综合价值极高。

✤ **注意**

- 不要依赖爆发力完成训练，尽可能使用较慢的速度。
- 臀部、大腿与小腿共同发力。
- 确保膝盖与脚尖发力方向一致。
- 保持腰部完全伸直。
- 保持身体重心平衡。

✤ **局限性**

- 训练动作难度较高，不适宜初级健身爱好者选用。
- 徒手练习难度较低，不适宜男性健身爱好者选用。

哈克半蹲

锻炼大腿的进阶训练动作。

推荐组数：3 ～ 4 组

每组次数：8 ～ 12 次

✤ 方法

双腿分开站立，与肩同宽。双手握住一个重物于臀部后方，屈膝下蹲进行练习，在大腿到达与地面平行位置时停止，然后发力站起。

✤ 价值

- 对臀部与腿部肌群有一定刺激。
- 训练综合价值极高。
- 对于大腿前侧刺激效果更佳。

✤ 注意

- 不要依赖爆发力完成训练，尽可能使用较慢的速度。
- 臀部、大腿与小腿共同发力。
- 避免脚后跟踮起现象。
- 确保膝盖与脚尖发力方向一致。
- 保持腰部完全伸直。
- 保持身体重心平衡。

✤ 局限性

- 对于训练姿势标准性要求极高，健身爱好者应当从徒手深蹲练起，逐渐掌握训练动作。

- 容易给予腰部较大压力。

❖ 变通方法

- 减少下蹲幅度，进行哈克浅蹲练习，对于股四头肌刺激更佳。
- 增加下蹲幅度，进行哈克深蹲练习，对于腘绳肌刺激更佳。

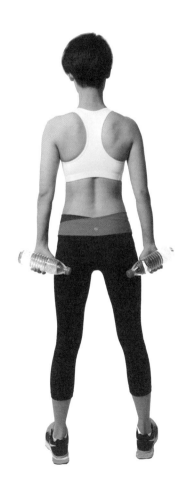

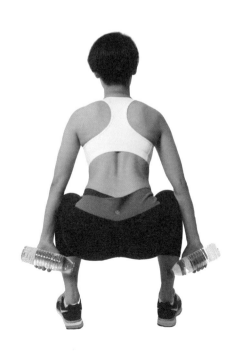

登台阶

锻炼大腿的基础训练动作。

推荐组数：3 ～ 4 组

每组次数：力竭次数

❖ 方法

选取一个合适高度的台阶，进行登台阶练习。

❖ 价值

- 对腿部与臀部有一定刺激。
- 对股四头肌孤立刺激效果更好。

❖ 注意

- 不要依赖爆发力完成训练，尽

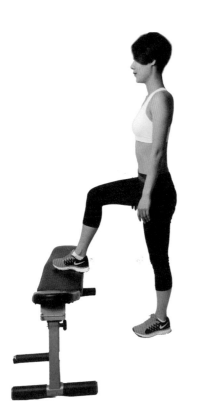

基础训练动作

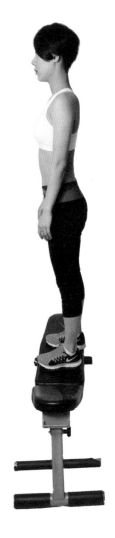

可能使用较慢的速度。

- 发力来源为腿部与臀部。
- 与爬楼梯区分，登台阶是单独的练习，按次数计，而非以楼层作为计算标准。
- 保持腰部完全伸直。
- 保持身体平衡。
- 确保台阶平面较为稳定，适合进行锻炼。

❖ **局限性**

- 单腿训练的方式容易浪费较多时间。
- 要求健身爱好者具备一定的心肺基础。

❖ **变通方法**

双手持重物进行练习，增加训练强度。

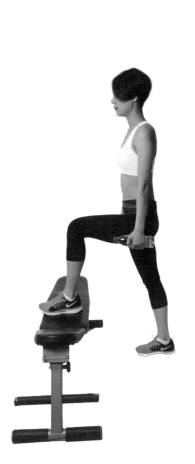

变通方法
双手持重物练习

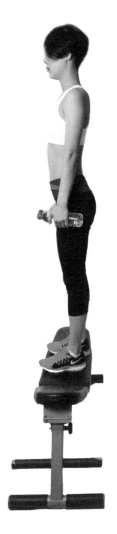

爬楼梯

锻炼大腿的基础训练动作。

推荐组数：3 ～ 4 组

每组次数：力竭楼层数

❀ 方法

选取坡度合适的楼梯进行爬楼练习。

❀ 价值

- 对腿部与臀部有一定刺激。
- 对股四头肌孤立刺激效果更好。
- 具备氧训练的特点。

❀ 注意

- 发力来源为腿部与臀部。
- 保持腰部完全伸直。
- 保持身体平衡。
- 确保台阶平面较为稳定，适合进行锻炼。

❀ 局限性

要求健身爱好者具备较强的心肺基础。

❀ 变通方法

- 双手持重物进行练习，增加训练强度。
- 身体背负负荷进行练习，增加训练强度。

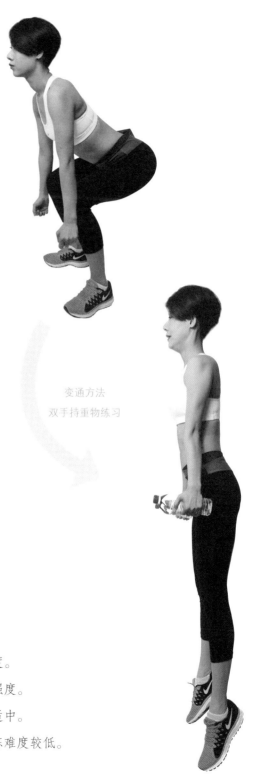

半蹲跳

锻炼腿部的基础训练动作。

推荐组数：3 ～ 4 组

每组次数：10 ～ 20 次

✧ 方法

以半蹲的姿势进行连续的蹲跳练习。

✧ 价值

- 对腿部与臀部有一定刺激。
- 对小腿与大腿刺激效果较均衡。
- 提高人体跳跃力。

✧ 注意

- 发力来源为腿部与臀部。
- 保持腰部完全伸直。
- 尽可能进行持续性的连续起跳练习。
- 膝盖不适时需停止练习。

✧ 局限性

对于膝关节与踝关节刺激较强。

✧ 变通方法

- 双手持重物进行练习，增加训练强度。
- 身体背负负荷进行练习，增加训练强度。
- 双手抱于胸前进行练习，训练难度适中。
- 双手垂直于身体两侧进行练习，训练难度较低。

变通方法
双手持重物练习

脚尖跳

锻炼小腿的进阶训练动作。

推荐组数：3 ～ 4 组

每组次数：力竭次数

✤ 方法

进行连续性的脚尖跳练习。

✤ 价值

- 给予小腿肌肉较强刺激。
- 提高人体跳跃力。

✤ 注意

- 保持腰部完全伸直。
- 连续性脚尖跳容易引发膝关节不适。
- 膝盖不适时需停止练习。
- 略微弯曲膝盖进行练习，避免膝关节不适。

✤ 局限性

对于膝关节与踝关节刺激较强。

✤ 变通方法

- 双手持重物进行练习，增加训练强度。
- 身体背负负荷进行练习，增加训练强度。
- 双手抱于胸前进行练习，训练难度适中。
- 双手垂直于身体两侧进行练习，训练难度较低。

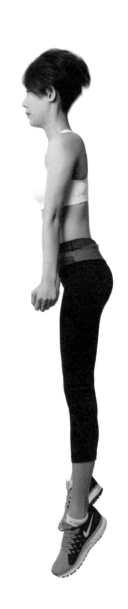

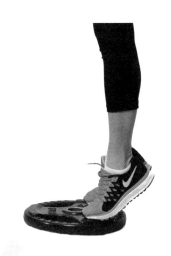

站姿提踵

锻炼小腿的基础训练动作。

推荐组数：3 ～ 4 组

每组次数：力竭次数

✤ 方法

站姿，脚后跟悬空，然后向上发力进行提踵练习。

✤ 价值

- 给予小腿肌肉一定刺激。
- 训练孤立效果较强。

✤ 注意

- 保持腰部完全伸直。
- 略微弯曲膝盖进行练习，避免膝关节不适。
- 不适宜与高强度的跳跃或半蹲练习相结合。
- 避免借助身体惯性进行训练。
- 保持身体平衡。

✤ 局限性

无负荷的方式训练强度较低，塑形见效速度较慢。

✤ 变通方法

- 使用单腿进行练习，提高肌肉训练感觉。
- 双手持重物进行练习，增加训练强度。
- 身体背负负荷进行练习，增加训练强度。
- 使用专业提踵器械进行练习。

变通方法
单腿练习

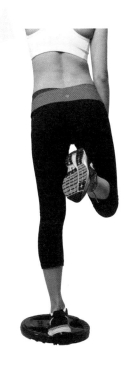

反向提踵

锻炼小腿的基础训练动作。

推荐组数：3 ～ 4 组

每组次数：力竭次数

❖ 方法

站姿，脚尖悬空，然后向上发力进行提踵练习。

❖ 价值

- 给予小腿肌肉一定刺激。
- 训练孤立效果较强。
- 训练目标更加针对小腿前侧。

❖ 注意

- 保持腰部完全伸直。
- 略微弯曲膝盖进行练习，避免膝关节不适。
- 不适宜与高强度的跳跃或半蹲练习相结合。
- 避免借助身体惯性进行训练。
- 保持身体平衡。

❖ 局限性

- 无负荷的方式训练强度较低，塑形见效速度较慢。

❖ 变通方法

- 使用单腿进行练习，提高肌肉训练感觉。
- 双手持重物进行练习，增加训练强度。
- 身体背负负荷进行练习，增加训练强度。
- 使用专业提踵器械进行练习。

坐姿提踵

锻炼小腿的基础训练动作。

推荐组数：3 ～ 4 组

每组次数：力竭次数

❖ 方法

坐姿，脚后跟悬空，然后向上发力进行提踵练习。

❖ 价值

- 给予小腿肌肉一定刺激。

- 训练孤立效果较强。
- 训练目标更加针对小腿比目鱼肌。

❖ 注意

- 保持腰部完全伸直。
- 不适宜与高强度的跳跃或半蹲练习相结合。
- 避免借助身体惯性进行训练。
- 保持身体平衡。

❖ 局限性

无负荷的方式训练强度较低，塑形见效速度较慢。

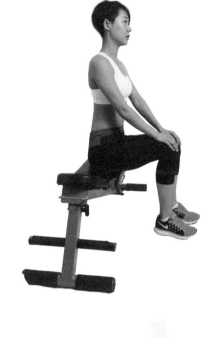

❖ 变通方法

- 使用单腿进行练习，提高肌肉训练感觉。
- 双手将重物放到膝盖上方进行练习，增加训练强度。
- 使用专业提踵器械进行练习。

变通方法

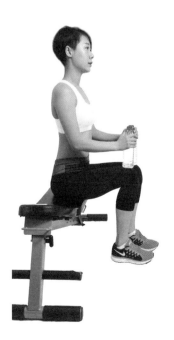

变通方法

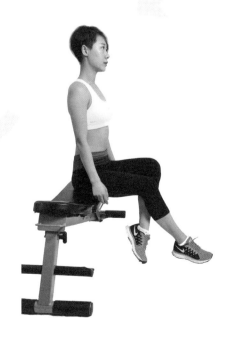

训练计划

为期4周，适合生活习惯较差且毫无腿部训练经验的男性健身爱好者。在执行这份计划4周后可以进入到进阶版训练计划。

训练周期：4周

训练方法：无氧训练为核心

训练次数：每周5次

第一天

徒手半蹲
10组，每组10个

坐姿提踵
4组，每组力竭

跪姿俯卧撑
4组，每组力竭

重物划船
4组，每组15～20个

第二天

跑步
1500米，1次

转体卷腹
4组，每组力竭

仰卧起坐
4组，每组力竭

第三天

箭步蹲
10组，每组10个

站姿提踵
4组，每组力竭

跪姿俯卧撑
4组，每组力竭

重物划船
4组，每组15～20个

第四天

跑步
1500米，1次

转体卷腹

4 组，每组力竭

仰卧起坐

4 组，每组力竭

第五天

徒手半蹲

10 组，每组 10 个

坐姿提踵

4 组，每组力竭

跪姿俯卧撑

4 组，每组力竭

重物划船

4 组，每组 15 ～ 20 个

注 意

* 保护腰部与膝关节健康。

* 如果有游泳条件，那么可以使用 750 米游泳替代 1500 米跑。

男 生 进 阶 版

为期 4 周，适合生活习惯较差且具备一定腿部训练经验的男性健身爱好者。在执行这份计划 4 周后可以进入到高级版训练计划。

训练周期：4 周

训练方法：无氧训练为核心

训练次数：每周 5 次

第一天

徒手半蹲

10 组，每组 10 个

箭步蹲

4 组，每组 12 个

坐姿提踵

4 组，每组力竭

俯卧撑

4 组，每组力竭

重物划船

4 组，每组 15 ～ 20 个

水瓶弯举

4 组，每组 15 ～ 20 个

第二天

跑步

3000 米，1 次

转体卷腹

4 组，每组力竭

仰卧起坐

4 组，每组力竭

侧平板支撑

4 组，每组最长时间

第三天

箭步蹲

10 组，每组 10 个

蛙跳

3 组，每组 30 米

站姿提踵

4 组，每组力竭

俯卧撑

4 组，每组力竭

重物划船

4 组，每组 15 ～ 20 个

水瓶弯举

4 组，每组 15 ～ 20 个

第四天

跑步

3000 米，1 次

转体卷腹

4 组，每组力竭

仰卧起坐

4 组，每组力竭

侧平板支撑

4 组，每组最长时间

第五天

徒手半蹲

10 组，每组 10 个

箭步蹲

4 组，每组 12 个

坐姿提踵

4 组，每组力竭

俯卧撑

4 组，每组力竭

重物划船

4 组，每组 15 ～ 20 个

水瓶弯举

4 组，每组 15 ～ 20 个

注 意

* 保护腰部与膝关节健康。

* 如果有游泳条件，那么可以使用 1500 米游泳替代 3000 米跑。

男 生 高 级 版

为期 4 周，适合具备一定腿部训练经验且希望拥有高超运动能力的男性健身爱好者。

训练周期：4 周

训练方法：无氧训练为核心

训练次数：每周 5 次

第一天

徒手半蹲

4 组，每组力竭

箭步蹲

4 组，每组 12 个

水瓶哈克深蹲

4 组，每组 12 个

坐姿提踵

4 组，每组力竭

俯卧撑

3 组，每组力竭

重物划船

3 组，每组 15 ～ 20 个

水瓶弯举

3 组，每组 15 ～ 20 个

双臂屈伸

3 组，每组力竭

第二天

跑步

5000 米，1 次

转体卷腹

4 组，每组力竭

仰卧起坐

4 组，每组力竭

侧平板支撑

4 组，每组最长时间

卷腹

4 组，每组力竭

第三天

蛙跳

4 组，每组 50 米

水瓶哈克深蹲

4 组，每组 12 个

脚尖跳

4 组，每组力竭

跳绳

4 组，每组力竭

俯卧撑

3 组，每组力竭

重物划船

3 组，每组 15 ～ 20 个

水瓶弯举

3 组，每组 15 ～ 20 个

双臂屈伸

3 组，每组力竭

第四天

跑步

5000 米，1 次

转体卷腹

4 组，每组力竭

仰卧起坐

4 组，每组力竭

侧平板支撑

4 组，每组最长时间

卷腹

4 组，每组力竭

第五天

徒手半蹲

4 组，每组力竭

箭步蹲

4 组，每组 12 个

水瓶哈克深蹲

4 组，每组 12 个

坐姿提踵

4 组，每组力竭

俯卧撑

3 组，每组力竭

重物划船

3 组，每组 15 ～ 20 个

水瓶弯举

3 组，每组 15 ～ 20 个

双臂屈伸

3 组，每组力竭

注·意

* 保护腰部与膝关节健康。

* 如果有游泳条件，那么可以使用 3000 米游泳替代 5000 米跑。

女 生 初 级 版

为期 4 周，适合生活习惯较差且毫无腿部训练经验的女性健身爱好者。

在执行这份计划 4 周后可以进入到进阶版训练计划。

训练周期：4 周

训练方法：无氧训练为核心

训练次数：每周 5 次

第一天

半蹲

10 组，每组 10 个

跪姿俯卧撑

4 组，每组力竭

双臂屈伸

4 组，每组力竭

第二天

跑步

1500 米，1 组 1 次

卷腹

4 组，每组力竭

坐姿举腿

4 组，每组力竭

第三天

提踵

4 组，每组力竭

脚尖跳

4 组，每组力竭

跳绳

4 组，每组力竭

跪姿俯卧撑

4 组，每组力竭

双臂屈伸

4 组，每组力竭

第四天

跑步

1500 米，1 组 1 次

卷腹

4 组，每组力竭

坐姿举腿

4 组，每组力竭

第五天

反向提踵

4 组，每组力竭

坐姿提踵

4 组，每组力竭

跳绳

4 组，每组力竭

跪姿俯卧撑

4 组，每组力竭

双臂屈伸

4 组，每组力竭

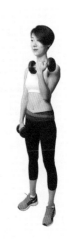

注 意

* 保持腰部与膝盖健康。

* 如果有游泳条件，那么可以采用 750 米游泳替代 1500 米跑。

* 女性在月经时请停止锻炼，一个星期后再继续练习。

女 生 进 阶 版

为期 4 周，适合生活习惯较差且具备一定腿部训练经验的女性健身爱好者。在执行这份计划 4 周后可以进入到高级版训练计划。

训练周期：4 周

训练方法：无氧训练为核心

训练次数：每周 5 次

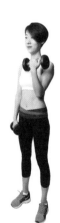

🏋 第一天

半蹲

10 组，每组 10 个

弹力带腿弯举

10 组，每组 10 个

跪姿俯卧撑

4 组，每组力竭

双臂屈伸

4 组，每组力竭

重物划船

4 组，每组 15 ～ 20 个

🏋 第二天

跑步

3000 米，1 组 1 次

坐姿举腿

4 组，每组力竭

平板支撑

4 组，每组最长时间

🏋 第三天

站姿提踵

4 组，每组力竭

反向提踵

4 组，每组力竭

脚尖跳

4 组，每组力竭

跳绳

4 组，每组力竭

跪姿俯卧撑

4 组，每组力竭

双臂屈伸

4 组，每组力竭

重物划船

4 组，每组 15 ～ 20 个

第四天

跑步

3000 米，1 组 1 次

坐姿举腿

4 组，每组力竭

平板支撑

4 组，每组最长时间

第五天

反向提踵

4 组，每组力竭

坐姿提踵

4 组，每组力竭

脚尖跳

4 组，每组力竭

跳绳

4 组，每组力竭

跪姿俯卧撑

4 组，每组力竭

双臂屈伸

4 组，每组力竭

重物划船

4 组，每组 15 ～ 20 个

注·意

* 保持腰部与膝盖健康。

* 如果有游泳条件，那么可以采用 1500 米游泳替代 3000 米跑。

* 女性在月经时请停止锻炼，一个星期后再继续练习。

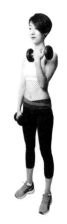

女 生 高 级 版

为期 4 周，适合具备一定腿部训练经验且希望获得诱人美腿的女性健身爱好者。

训练周期：4 周

训练方法：无氧训练为核心

训练次数：每周 5 次

第一天

站姿提踵

4 组，每组力竭

反向提踵

4 组，每组力竭

脚尖跳

4 组，每组力竭

跳绳

4 组，每组力竭

俯卧撑

3 组，每组力竭

双臂屈伸

3 组，每组力竭

重物划船

3 组，每组 15 ～ 20 个

水瓶交替弯举

3 组，每组 15 ～ 20 个

第二天

跑步

5000 米，1 组 1 次

坐姿举腿

4 组，每组力竭

平板支撑

4 组，每组最长时间

卷腹

4 组，每组力竭

第三天

半蹲跳

4 组，每组力竭

半蹲

4 组，每组力竭

腿弯举

4 组，每组力竭

俯卧撑

3 组，每组力竭

双臂屈伸

3 组，每组力竭

重物划船

3 组，每组 15～20 个

水瓶交替弯举

3 组，每组 15～20 个

第四天

跑步

5000 米，1 组 1 次

坐姿举腿

4 组，每组力竭

平板支撑

4 组，每组最长时间

卷腹

4 组，每组力竭

第五天

反向提踵

4 组，每组力竭

坐姿提踵

4 组，每组力竭

脚尖跳

4 组，每组力竭

跳绳

4 组，每组力竭

俯卧撑

3 组，每组力竭

双臂屈伸

3 组，每组力竭

重物划船

3 组，每组 15～20 个

水瓶交替弯举

3 组，每组 15～20 个

注 意

＊保持腰部与膝盖健康。

＊如果有游泳条件，那么可以采用 3000 米游泳替代 5000 米跑。

＊女性在月经时请停止锻炼，一个星期后再继续练习。

9. 全身减脂训练

全身减脂训练计划

全身减脂训练计划针对的是体重基数较大、体脂率极高的肥胖人群。他们的 BMI 值都在 24 以上，接近或超过 30。我们根据其自身运动能力的强弱与肥胖问题的严重性，列举 4 个不同级别的 4 周训练计划，以达到快速消除全身肥胖的目的。

初级版

为期 4 周，适合无任何健身减肥经验的肥胖人群。在执行这份计划 4 周后可以进入到进阶版训练计划。如果 BMI 值被控制在 24 以内，那么可以直接跨越到高级版训练计划中。

训练周期：4 周

训练方法：有氧训练为核心

训练次数：每周 4 次

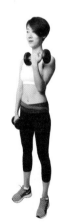

第一天　有氧训练

慢跑

3000 米，1 次

腹式呼吸

4 组，30 次

第二天　无氧训练

跪姿俯卧撑

4 组，每组力竭

半蹲

4 组，每组力竭

卷腹

4 组，每组力竭

仰卧起坐

4 组，每组力竭

拉伸练习

10 ～ 15 分钟

第三天　有氧训练

慢跑

3000 米，1 次

腹式呼吸

4 组，30 次

第四天　有氧训练

慢跑

3000 米，1 次

腹式呼吸

4 组，30 次

注·意

如果有游泳条件，那么可以使用 1000 米游泳替代 3000 米跑。

进·阶·版

　　为期 4 周，适合有较少减肥经验的肥胖人群，相比初级版训练计划强度更高。在执行这份计划 4 周后可以进入到高级版训练计划。

训练周期：4 周

训练方法：有氧训练为核心

训练次数：每周 4 次

💪 **第一天　有氧训练**

慢跑

5000 米，1 次

腹式呼吸

4 组，30 次

💪 **第二天　无氧训练**

跪姿俯卧撑

4 组，每组力竭

深蹲

4 组，每组力竭

卷腹

4 组，每组力竭

仰卧起坐

4 组，每组力竭

侧平板支撑

4 组，每组最长时间

拉伸练习

10 ～ 15 分钟

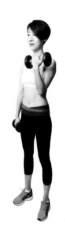

💪 **第三天　有氧训练**

慢跑

5000 米，1 次

腹式呼吸

4 组，30 次

💪 **第四天　有氧训练**

慢跑

5000 米，1 次

腹式呼吸

4 组，30 次

注·意

如果有游泳条件，那么可以使用 2000 米游泳替代 5000 米跑。

高·级·版

为期 4 周，适合有一定减肥经验、但迟迟不见收效的肥胖人群，相比进阶版训练计划强度更高，并且更加关注对腹部的锻炼。在执行这份计划 4 周后可以进入到具体部位的塑形训练计划中。

训练周期：4 周

训练方法：有氧训练为核心

训练次数：每周 4 次

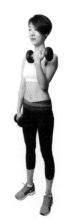

第一天　有氧训练

慢跑

5000 米，2 次

腹式呼吸

4 组，50 次

第二天　无氧训练

俯卧撑

4 组，每组力竭

深蹲

4 组，每组力竭

卷腹

4 组，每组力竭

仰卧起坐

4 组，每组力竭

平板支撑

4 组，每组最长时间

侧平板支撑

4 组，每组最长时间

拉伸练习

10 ～ 15 分钟

第三天　有氧训练

慢跑

5000 米，2 次

腹式呼吸

4 组，50 次

第四天　有氧训练

慢跑

5000 米，2 次

腹式呼吸

4 组，50 次

注·意

如果有游泳条件，那么可以使用 2500 ～ 3000 米游泳替代 5000 米跑。

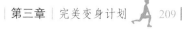

10. 整体蜕变

男 生 版

为期4周，适合具备一定健身训练经验、希望进行全身增肌减脂的男性健身爱好者。

练周期：4 周

训练方法：无氧训练为核心

训练次数：每周 5 天

第一天

半蹲

10 组，每组 10 个

臀桥

4 组，每组 15 ～ 20 个

箭步蹲

4 组，每组 15 ～ 20 个

站姿提踵

4 组，每组力竭

第二天

卷腹

4 组，每组力竭

转体卷腹

4 组，每组力竭

平板支撑

4 组，每组最长时间

悬垂转体卷腹

4 组，每组力竭

跑步

5000 米，1 组 1 次

第三天

俯卧撑

4 组，每组力竭

双臂屈伸

4 组，每组力竭

水瓶弯举

4 组，每组 15 ～ 20 个

重物划船

4 组，每组 15 ～ 20 个

提踵

4 组，每组力竭

第四天

卷腹

4 组，每组力竭

转体卷腹

4 组，每组力竭

平板支撑

4 组，每组最长时间

悬垂转体卷腹

4 组，每组力竭

跑步

5000 米，1 组 1 次

第五天

半蹲

10 组，每组 10 个

孤立臀桥

4 组，每组 15 ～ 20 个

俯卧撑

4 组，每组力竭

水瓶弯举

4 组，每组 15 ～ 20 个

注·意

＊保持上半身关节、腰部与膝盖健康。

＊如果有游泳条件，那么可以采用 3000 米游泳替代 5000 米跑。

女生版

为期 4 周，适合具备一定健身训练经验、希望进行全身增肌减脂的女性健身爱好者。

训练周期：4 周

训练方法：无氧训练为核心

训练次数：每周 5 天

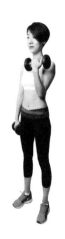

第一天

半蹲

10 组，每组 10 个

孤立臀桥

4 组，每组 15 ～ 20 个

站姿提踵

4 组，每组力竭

站姿反向提踵

4 组，每组力竭

坐姿提踵

4 组，每组力竭

第二天

卷腹

4 组，每组力竭

坐姿举腿

4 组，每组力竭

仰卧举腿

4 组，每组力竭

平板支撑

4 组，每组最长时间

跑步

3000 米，1 组 1 次

第三天

跪姿俯卧撑

4 组，每组力竭

双臂屈伸

4 组，每组力竭

水瓶颈后臂屈伸

4 组，每组力竭

重物划船

4 组，每组力竭

臀桥

4 组，每组力竭

第四天

卷腹

4 组，每组力竭

坐姿举腿

4 组，每组力竭

仰卧举腿

4 组，每组力竭

平板支撑

4 组，每组最长时间

跑步

3000 米，1 组 1 次

第五天

箭步蹲

4 组，每组 15 ～ 20 个

孤立臀桥

4 组，每组力竭

坐姿提踵

4 组，每组力竭

站姿提踵

4 组，每组力竭

站姿反向提踵

4 组，每组力竭

注 意

* 保持上半身关节、腰部与膝盖健康。

* 如果有游泳条件，那么可以采用 1500 米游泳替代 3000 米跑。

* 女性在月经时请停止锻炼，一个星期后再继续练习。

第四章 拉伸训练——
缓解疲劳的轻松方法

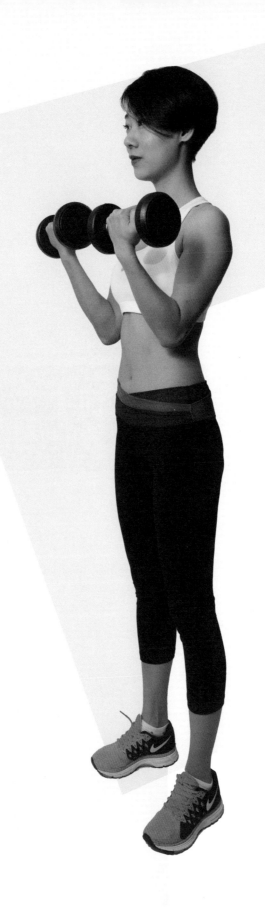

拉伸训练的重要价值

A. 提高身体柔韧性

拉伸训练可以提高人体的静态拉伸能力，有助于间接提高健身爱好者的身体柔韧性。后者对于一些需要一定身体柔韧性的无氧训练动作具有较高价值，比如腿部与臀部的力量训练动作，直腿硬拉、GHR、箭步蹲等。

B. 缓解精神与肌肉疲劳

无论是无氧训练还是有氧训练都会极大程度消耗健身爱好者的精力，导致心理与生理都出现明显的疲劳现象。拉伸练习是最佳的放松练习方法，可以使健身爱好者一边拉伸，一边缓解精神与肌肉的双重疲劳。

C. 保护身体健康

在训练前进行拉伸练习可以使身体尽快预热，避免在有氧或无氧训练时出现肌肉或关节的损伤。在训练后进行拉伸练习可以帮助健身爱好者尽快恢复肌肉力量，加速对身体形状的改善。

拉伸训练的基础原则

A. 保持腰部伸直

拉伸训练时的一些动作需要腰部时刻保持挺直，否则腰椎与腰部肌肉健康便极易受损。有些健身爱好者自身柔韧性较差，在进行拉伸训练时如果不弯腰，那么可能出现无法完成标准训练幅度的现象。此时我们建议你可以减小拉伸幅度，以保证身体健康。

B.　训练时不要憋气

与无氧训练时我们可以通过憋气短暂提高力量不同，在进行拉伸训练时请切忌憋气，否则身体的肌肉就无法放松，不能达到我们的训练目标。在拉伸练习时请一定要保持最自然的呼吸频率，使身心完全放松。

C.　避免发力过猛

如果你用发力过猛的训练方法进行静态拉伸的练习，那么很容易导致肌肉或关节突然受到外力影响出现严重的损伤现象。

D.　不要保持太长时间

如果一个动作的拉伸时间过长，那么便会导致身体过于柔软。后者对于身体塑形不仅没有积极作用，甚至会导致肌肉或关节受损，身体抵御外力侵袭的能力变得极差。

E.　提高训练频率

不要一周只进行一次拉伸练习，那样对于身体的放松与柔韧性的提高并没有什么实际意义。我们建议健身爱好者最好在每天训练后都进行针对不同部位的拉伸练习，以帮助身体尽快恢复。

F.　选取最具针对性的动作

一个部位选取一个针对性的拉伸动作即可，没必要选取过多，否则容易导致训练过度。不过，在一些自身柔韧性较薄弱的部位，如腰部、腿部与肩关节处可以多选择 1 ～ 2 个动作进行练习，以便快速提高薄弱部位的柔韧性。

⚘ 拉伸训练的具体方法

颈弯举拉伸

拉伸颈部屈肌肌群。

推荐组数：2 组

每组次数 / 时间：12 次 /20 秒

✤ 标准姿势

双手置于头后，头向前弯举至下巴与身体接触。

✤ 注意

● 避免拉伸时发力过猛。

● 注意选择适当的拉伸幅度。

✤ 局限性

容易造成斜方肌错误发力。

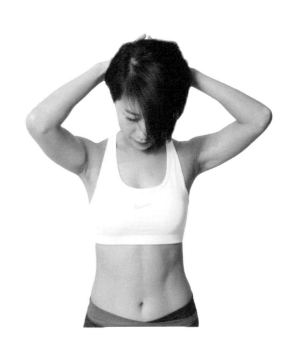

颈屈伸拉伸

拉伸颈部伸肌肌群。

推荐组数：2 组

每组次数 / 时间：12 次 /20 秒

❋ 标准姿势

双手置于下巴处，头向后屈伸。

❋ 注意

● 避免拉伸时发力过猛。

● 注意选择适当的拉伸幅度。

❋ 局限性

容易造成斜方肌错误发力。

❋ 变通方法

用拳头用力抵住下巴，训练
难度较高且容易受伤。

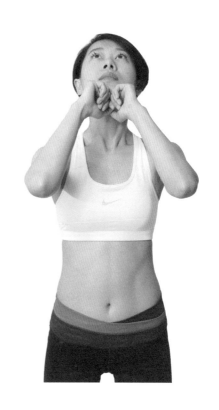

颈侧屈

拉伸胸锁乳突肌。

推荐组数：2 组

每组次数 / 时间：12 次 /20 秒

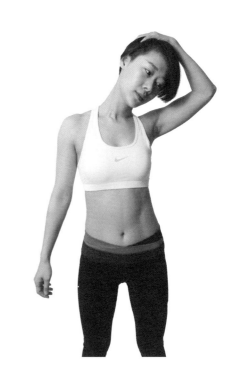

❖ 标准姿势

右手扶住头部左侧，向右侧倾斜颈部。
一侧训练完后改为另一侧进行练习。

❖ 注意

● 避免拉伸时发力过猛。

● 注意选择适当的拉伸幅度。

❖ 局限性

容易造成斜方肌错误发力。

❖ 变通方法

手部用力扶住头部，训练难度较高且
容易受伤。

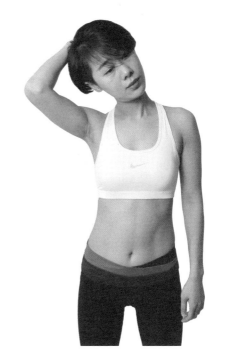

双手背后拉伸

拉伸三角肌前束、肱三头肌与肱二头肌。

推荐组数：2 组

每组时间：15 ～ 20 秒

✢ **标准姿势**

　　双手绕到背后，左右手一上一下相互紧握。

✢ **注意**

- 避免拉伸时发力过猛。
- 注意选择适当的拉伸幅度。

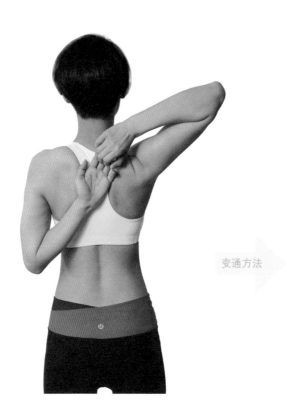

变通方法

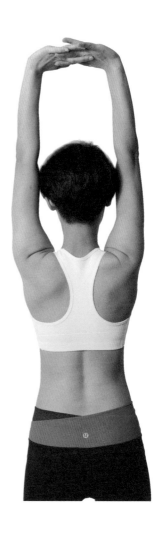

❖ **局限性**

训练难度较高。

❖ **变通方法**

- 双手在背后互握并向后上方抬起伸直。

- 双手在背后、头上方位置屈臂并抵住另外一只手的肘关节，然后向一侧进行
  拉伸。一侧练习完后进行另一侧练习。

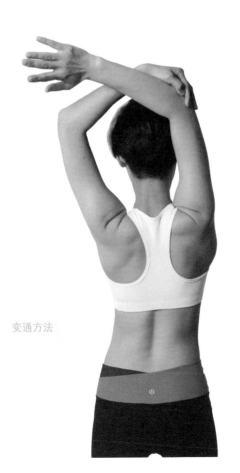

变通方法

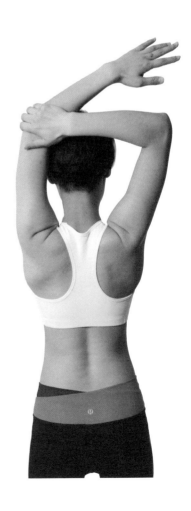

变通方法

双手胸前拉伸

拉伸三角肌后束。

推荐组数：2 组

每组时间：15 ～ 20 秒

✤ 标准姿势

左侧手伸直于胸前，右侧手臂弯曲，握拳抵住左侧肱三头肌进行拉伸。一侧练习完后进行另一侧练习。

✤ 注意

- 避免拉伸时发力过猛。
- 注意选择适当的拉伸幅度。
- 避免手臂过度挤压胸部。

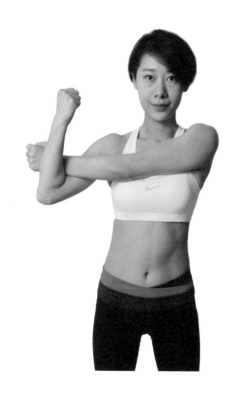
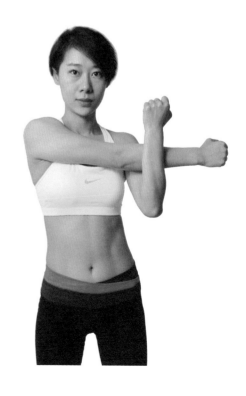

体侧屈拉伸

拉伸腹斜肌肌群以及背阔肌。

推荐组数：2 组

每组时间：15 ～ 20 秒

✤ 标准姿势

采用体侧屈的姿势进行拉伸。

✤ 注意

- 避免拉伸时发力过猛。
- 注意选择适当的拉伸幅度。
- 避免腿部弯曲借力。

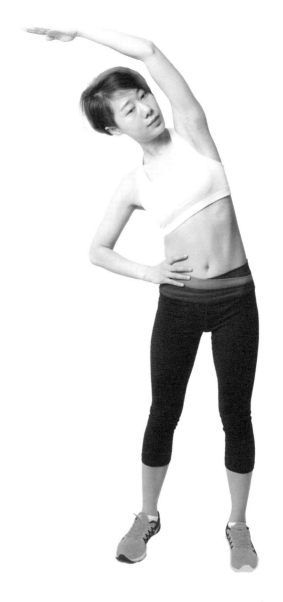

拜月式拉伸

拉伸腰部肌群

推荐组数：2 组

每组时间：15 ～ 20 秒

❖ 标准姿势

跪姿，双手向前伸，臀部后移进行拉伸。

❖ 注意

- 避免拉伸时发力过猛。
- 注意选择适当的拉伸幅度。
- 避免腰部弓起发力。
- 不要抬起头部。

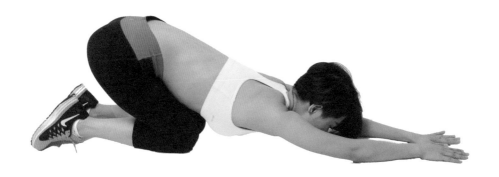

仰卧盘腿拉伸

拉伸臀部肌群以及内收肌肌群。

推荐组数：2 组

每组时间：15 ～ 20 秒

✤ 标准姿势

平躺在瑜伽垫上，左腿弯曲成 90° 并且悬空，右腿同样弯曲成 90°，脚踝抵在左腿大腿处进行拉伸。一侧练习完后再进行另一侧练习。

✤ 注意

- 避免拉伸时发力过猛。
- 注意选择适当的拉伸幅度。

✤ 变通方法

- 采用坐姿，伸直一条腿，另一条腿弯曲且脚踝抵住大腿外侧进行拉伸。
- 仰卧姿势，伸直一条腿，另一条腿弯曲成 90°，悬空进行拉伸。

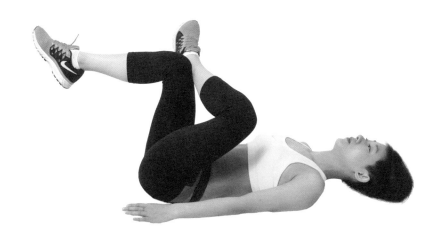

侧弓步拉伸

拉伸内收肌肌群以及腓肠肌。

推荐组数：2 组

每组时间：15 ～ 20 秒

❖ **标准姿势**

侧弓步进行拉伸，一侧练习完后再进行另一侧练习。

❖ **注意**

- 避免拉伸时发力过猛。
- 注意选择适当的拉伸幅度。
- 注意保护踝关节健康。

内收肌拉伸

拉伸内收肌肌群。

推荐组数：2 组

每组时间：15 ～ 20 秒

❖ **标准姿势**

双脚脚掌紧贴，脚后跟靠近裆部，上半身慢慢向双脚运动。

❖ **注意**

- 避免拉伸时发力过猛。
- 注意选择适当的拉伸幅度。
- 避免腰部弓起借力。

❖ **局限性**

训练难度较高，腰部容易错误发力。

❧ 变通方法

坐姿，双腿向两侧伸直且分开，
上半身慢慢向地面运动。

上半身慢慢
向双脚运动

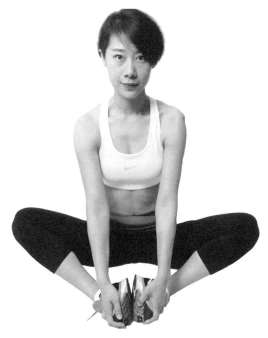

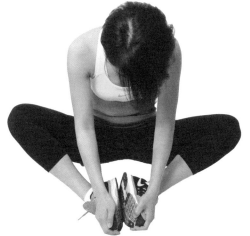

变通方法

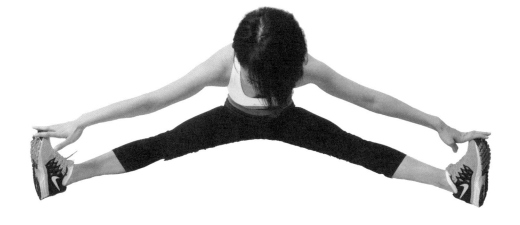

股四头肌拉伸

拉伸股四头肌肌群。

推荐组数：2 组

每组时间：15 ～ 20 秒

❧ 标准姿势

站姿，手抓住向后抬起的一条腿进行拉伸。

❧ 注意

- 避免拉伸时发力过猛。
- 注意选择适当的拉伸幅度。
- 避免将大腿前后移动。

❧ 变通方法

- 跪姿，身体向后仰进行练习。
- 采用弓箭步，拉伸骨盆与股四头肌。

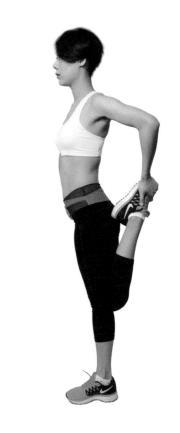

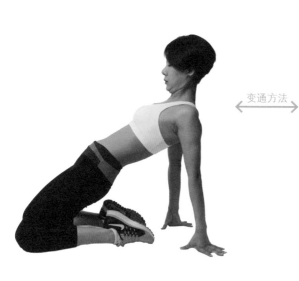

← 变通方法 →

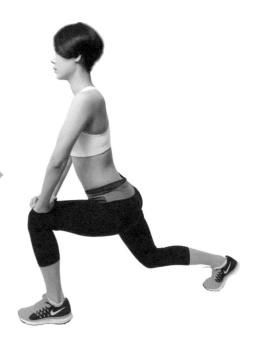

小腿拉伸

拉伸腓肠肌与比目鱼肌。

推荐组数：2 组

每组时间：15 ～ 20 秒

❀ **标准姿势**

坐姿，一条腿屈膝，双手握住脚尖并用力向小腿方向拉伸。

❀ **注意**

- 避免拉伸时发力过猛。
- 注意选择适当的拉伸幅度。

❀ **变通方法**

- 坐姿，使用训练带进行拉伸练习。
- 站姿，扶住墙面，向后撤一只脚并脚尖点地，拉伸比目鱼肌。

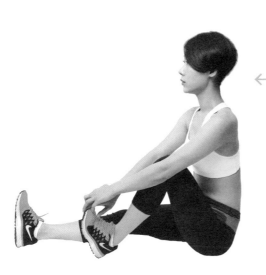

←— 变通方法 —→

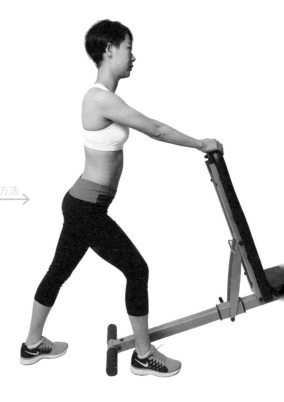

⬇ 拉伸训练的注意事项

A. 不要使用护具

虽然护具可以限制你的肢体活动范围，保护关节与肌肉的健康，不过在进行拉伸练习时，请尽量不要使用护具，否则便会获得"假象训练效果"。

B. 注意训练环境

我们强调过呼吸频率在拉伸训练时的重要性，当然也不能忽略训练环境的选择。切不可找那些空气闭塞，环境污染严重的地方进行拉伸训练，那对身体健康有着较大负面作用。

C. 与按摩相结合

前文提及，拉伸训练有助于放松肌肉，使身体尽快恢复运动能力。但不要忘记拉伸训练的好伙伴——按摩，两者结合才可以在最短时间内达到放松肌肉与神经的目的。